JN334861

感染爆発(パンデミック)にそなえる

新型インフルエンザと新型コロナ

岡田晴恵
田代眞人

岩波書店

はじめに

緊急時に国民の生命や財産を守る危機管理は、国民が政府に対して最も期待する分野であり、政府の最も重要な責任でもある。

2011年3月11日、日本は大きな地震と津波の被害を受け、以来、われわれは福島第一原子力発電所事故による放射能の脅威にさらされている。「想定外」との多くの発言が空しく響いたことを、われわれは忘れてはならない。発生頻度がいくら小さいと見込まれても、起こる可能性があることは、いつか必ず起こる。いつ起こるのか、どの程度の規模なのかを正確に予測できないだけである。予想される被害が大きいなら、事前に、その被害を最小限にするための計画を立て、可能な手立ては講じておかなければならない。それが、原発の安全神話に安んじていたわれわれにとって、大きな教訓であった。

2013年10月現在、われわれは三つの危険な感染症の感染爆発の危機に直面している。

一つは、同年春からのH7N9型鳥インフルエンザである。この鳥インフルエンザの人への感染が中国から報告され、この新たな鳥インフルエンザ由来の新型インフルエンザの発生が危惧されている。H7N9型鳥インフルエンザの致死率は約3割。感染患者から分離されたウイルスの遺伝子解析の結果では、Ｈ７Ｎ９型鳥インフルエンザウイルスは、すでに人に感染して増殖しやすいような遺伝子の変化を遂げている。いまだ人から人への効率のよい伝播は起こっていないが、冬にかけて再流行し、新型インフルエンザとしてパンデミックを起こすことが懸念されている。

もう一つは新型コロナである。Ｈ７Ｎ９型鳥インフルエンザの発生と時を同じくして、中東では新型コロナウイルスの感染による重症肺炎の患者報告が増加している。この疾患は、中東呼吸器症候群（ＭＥＲＳ《マーズ》）と命名された。病原体であるＭＥＲＳコロナウイルスは、２００３年に流行した重症急性呼吸器症候群（ＳＡＲＳ《サーズ》）のＳＡＲＳコロナウイルスと近縁であった。しかし、ウイルスの起源や人への感染経路は解明されていない。医療機関や家族内での集団感染が複数発生しており、人から人への感染も起こっている。このウイルスが人から人に連続的に伝播する変異を起こして、広い地域で大きな流行を起こすことが懸念される。

そして、２００３年以来、強毒性新型インフルエンザの出現が危惧されているＨ５Ｎ１型鳥インフルエンザも、世界各地で感染者、死亡者の発生が続いており、報告数は２０１３年現在も増加傾向にある。Ｈ５Ｎ１型鳥インフルエンザウイルスの遺伝子解析や、多くの研究結果から、このウイルスがパンデミックを起こすのは、時間の問題と警告されている。

季節性インフルエンザ等の弱毒性インフルエンザが、人の呼吸器の局所感染にとどまるのに対して、Ｈ５Ｎ１強毒型鳥インフルエンザウイルスの感染患者では、呼吸器から全身感染を起こし、多臓器不全を伴う致死率６０％の重症疾患を起こす。このＨ５Ｎ１型鳥インフルエンザウイルスに由来する強毒性新型インフルエンザは、これまでのインフルエンザとはまったく別の、全身感染の新興重症感染症となって大流行する可能性が高い。そして、スペインかぜインフルエンザの大流行をはるかに超える健康被害が懸念され、社会機能や社会活動の破綻も危惧される。

この危険な三つの新しい感染症の感染爆発前夜にいるわれわれは、これらにどう対処し、どのような対策を取るべきなのであろうか。本書では、H7N9型鳥インフルエンザ、MERSコロナウイルス、H5N1型強毒性インフルエンザの現状とそのリスクを解説し、感染爆発への事前対策に言及する。

21世紀、地球人口は70億人を超え、多くの都市部で人口過密の生活環境をもたらし、また高速・大量輸送の実現は、短時間での人と物の広域の移動を可能にした。このような背景をもつ現代社会においては、地球上の一地域で発生した新しい感染症は、地域に限局した「風土病」に留まることなく、瞬く間に大陸を越えて拡大し、大流行を起こす「疫病」となる可能性が高い。

同時期に大量の感染患者が発生すれば、いかに医学の進歩した日本であっても、医療現場は混乱し、院内感染の拡大から医療機能は低下して、破綻に至ることも考えられる。そして、それが病原性の高い重症疾患による流行であった場合には、医療を受けられない大勢の重症患者が、未治療のまま社会にあふれ出すことになる。さらに日本社会における膨大な病欠者の発生は、企業、経済活動に深刻な影響をもたらし、社会機能が細分化した現代において、国民の生活維持に直結した深刻な二次被害をもたらす可能性がある。

新型インフルエンザやＭＥＲＳ、それに匹敵する感染症の大流行は、台風、地震、噴火などの自然災害と同様に、まさに「災害」に他ならない。現在の科学・技術では、感染爆発の正確な予知や発生阻止は不可能である。したがって、発生リスクを少しでも減らすような対策を進めるとともに、発生を早期に検知し、発生時の大災害をいかに「減災」するかが、人類の英知に委ねられている。

三つの新しい感染症の発生と流行のリスクに直面する今、まずは、そのリスクを科学的根拠に則り、正当に評価しなければならない。そして、その評価に基づき、最悪の事態も想定した対策を立案し、その対策を感染爆発の発生前、「事前」に実施していくことが肝要である。

「感染爆発の正確な予知や発生阻止は不可能」であっても、現在のインフルエンザのウイルス学においては、きわめて高い信憑性を与えるリスク評価が可能であり、予防ワクチンや抗インフルエンザ薬等を駆使した積極的な予防対策や医療対応を行う可能性もある。さらに、国民に理解を得た計画的な公衆衛生上の介入によって、日本社会での感染の拡大を遅らせ、流行のピークを医療の対応可能なレベル内に抑え、健康被害を最小限度とし、日本社会全体を守る対策を目指すことも可能である。

科学的根拠に乏しい楽観的な被害想定を甘受することなく、必要十分な事前対策を怠ってはならない。具体的には本書を読まれたい。人命を尊び、健康被害を最小限度に止めるための対策の実施に資するために、本書を広く社会へ送り出す。

感染爆発にそなえる●目次

おわりに

コラム

1　H7N9型鳥インフルエンザ

2013年春、H7N9型鳥インフルエンザ感染者発生

2013年春、中国において、H7N9型鳥インフルエンザウイルスの、人への感染・死亡報告が相次いだ。最初の患者については、2013年3月31日に中国政府によって、中国東部で3名が感染して肺炎を起こし、2名が死亡したと発表された。患者から分離されたウイルスの遺伝子全塩基配列は、日本の国立感染症研究所インフルエンザウイルス研究センターなどによって直ちに解析され、このウイルスが、人に感染しやすくなっていることが示されている。これらの報告から世界保健機関(WHO)は、H7N9型鳥インフルエンザウイルスが、被害程度の大きな感染爆発(パンデミック=世界的感染流行)を起こす危険性が高いとのリスク評価を行い、世界中が警戒を強めて注視することとなった。

日本政府も、2012年5月の国会で成立した新型インフルエンザ等対策特別措置法を、2013年4月13日に前倒しで施行するとともに、4月26日にはH7N9型鳥インフルエンザを指定感染症として、その対応を強化することとなった(26ページ、コラム2)。これに伴い、5月2日付の厚生労働省通知により、38℃以上の発熱及び急性呼吸器症状（咳、痰、胸痛、呼吸困難、喘鳴など）があり、症状や所見、渡航歴、接触歴などからH7N9型鳥インフルエンザが疑われると判断した場合、保健所に情報提供を行い、ウイルス検査のための検体（喀痰、咽頭拭い液）採取を行うこととなった。

なぜ、ここまでの対策が急遽とられることになったのか？　それは、鳥インフルエンザ問題の本質が、新型インフルエンザへの変化と人の社会における、その大流行であることにある。

鳥インフルエンザウイルスの人への感染の効率は高くない。鳥インフルエンザウイルスである間は、散発的、あるいは限定的な感染者の発生にとどまる。鳥型ウイルスであるから、人への感染効率が低く、人から人への伝播効率も悪いのである。しかし、インフルエンザウイルスは、遺伝子の変異を起こしやすい。そのため、鳥インフルエンザウイルスが流行し、人への感染が続くと、ウイルスが遺伝子の変異や交雑（複数の遺伝子が混じること）を起こし、人から人へ連続的に感染伝播する性質を獲得することがある。

こうして鳥インフルエンザが変化した、人から人に連続的に伝播する、新しい人型のインフルエンザウイルスが誕生する。この新しい人型インフルエンザは「新型インフルエンザ」とよばれる。

新型インフルエンザウイルスは、そもそもは鳥から鳥に感染するウイルスである。そのため、人類のほとんどが感染したことがなく、したがって免疫をもっていない。このため、ウイルスに暴露すると感染が起こりやすく、感染すると重症化しやすい。いったん新型インフルエンザが発生すると、人社会で大流行を起こすことになる。そして、高速大量輸送の現代社会では、世界同時的な大流行となることが想定される。

ＷＨＯのリスク評価に伴い、Ｈ７Ｎ９型鳥インフルエンザウイルスの封じ込めを目的とした対策が、感染者の発生地域で次々と取られた。そして、４月の88名の感染者数をピークに５月は３名と減少に転じ、５月21日以降、感染者の発生はしばらくないために、感染は収束してきたかに見えた。しかし、７月に入って新たに２名、さらに10月には浙江省で感染患者の報告があった。最終症例の発生日は10月８日である。10月20日現在では、中国および台湾から１３６名の症例が報告されてい

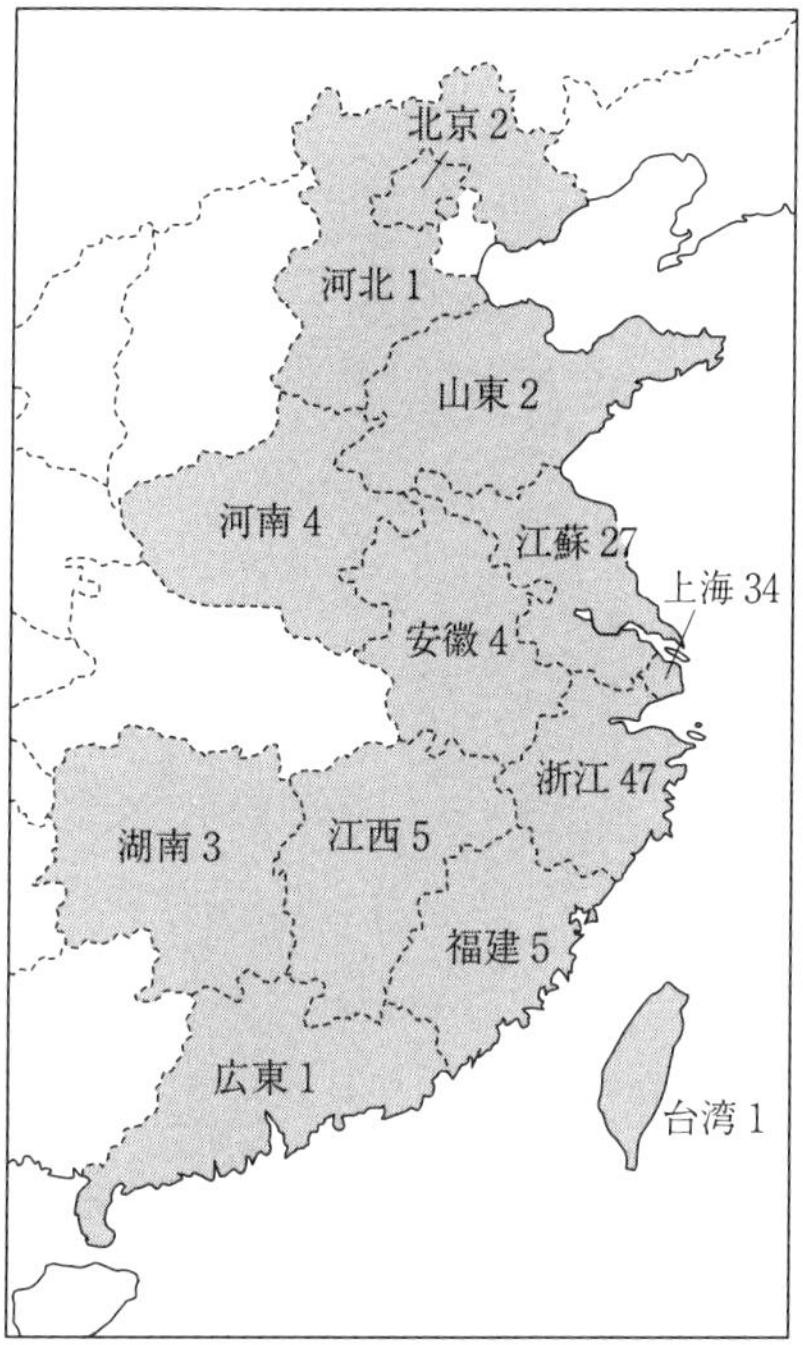

図 1-1　H7N9 型鳥インフルエンザ感染分布. 中国・台湾で確認されている患者は 2013 年 10 月 20 日現在 136 名，うち死亡者は 45 名

る（図1-1）。感染者のうち45名が死亡し、3名が入院中で、88名が退院している。

インフルエンザウイルスは一般に、気温が20℃を下回ると流行が起こりやすくなる。鳥インフルエンザも、夏場には流行が小さくなり、秋や冬に増加する。Ｈ５Ｎ１型鳥インフルエンザでも同様の傾向がある。Ｈ７Ｎ９型鳥インフルエンザの初発例の発症日は、２０１３年2月19日の上海である。感染者の発生状況の経過を追ってみると、この日から3月中旬までは、散発的に感染者が発生し、3月下旬から4月中旬までは継続的に感染している。4月下旬から感染数が減少し、5月21日以降は感染者の報告がなかった。こうしていったんは収束したように見えたが、7月には中国・河北省で1名の感染者が確認され、また、広東省でも中国人女性1名の感染があったのである。広東省の女性患者は、人工呼吸器を装着し、重体であるとされた。この女性は家禽の作業に携わっていたことから、鳥との接触があることも報告されている。さらに、冬季にかけて再出現するとの予想通り、10月8日には浙江省紹興県で新たな感染患者が発生した。今後、この冬に中国で感染拡大する兆候とも懸念される。

これらの感染者数を発生地域で見てみると、1例目の2月の上海市から、3月には浙江省、江蘇省、安徽省、4月には河南省、北京市、湖南省、福建省、江西省に広がり、7月は河北省と広東省にまでおよんでいる。また、江蘇省に滞在し上海を経由して帰国後、4月に発症した台湾の感染者の事例もある。２０１３年10月時点で、中国の2市10省と台湾で感染者が報告されている。ウイルスは広く中国本土に拡大していることが想定され、気温の低下する秋から冬にかけて感染が再燃、感染者数が増加する可能性が危惧される。

また、2013年夏季に、浙江省の家禽業者に対して行われた検査(鼻咽頭拭い液と血液を採取)では、H7N9型鳥インフルエンザウイルスに対する抗体が、約6%の人(396人中25人)で検出されている。抗体検出は、過去の感染を意味する。2013年4月から5月にかけて、同省付近で実施された血清HI抗体調査では、抗体の検出はなかったことから、それ以降にH7N9型ウイルスに暴露し、感染したと考えられる。これらの被検者には発症者がいないことから、家禽市場の従業員の間で、不顕性感染(症状の出ない感染)が起こっている可能性がある。

このように2013年の夏には、中国本土の広い範囲でH7N9型鳥インフルエンザウイルスが拡大していることが考えられた。さらに気温が低下すると、感染者が再び増加する可能性がある。人での感染が増えれば、人に適応したウイルスへと遺伝子変異を起こしやすくなる。それは、H7N9型鳥インフルエンザウイルスの、新型インフルエンザへの変化のリスクが高くなることを意味する。

中国での感染患者の発生と拡大の実際

最初の患者が見つかった2月中旬から3月初めにかけては、季節性のインフルエンザ流行期と重なっている。そのためもあって、未知の病原体の検索とウイルス学的診断に時間がかかり、H7N9型鳥インフルエンザウイルスが同定されたのは、3月下旬であった。中国政府は3月31日に、最初の3名の患者発生とそのうち2名の死亡を発表した（後に残り1名も死亡）。同時に、これらの患者から分離された3株のウイルスについて、遺伝子の全塩基配列を国際的な遺伝子データベースに登録し公表した。2003年のSARS流行の際には、中国が初期情報を隠蔽したために国際的な対応が遅れ、流行地域と健康被害を広げてしまったとの批判が起こったが、H7N9型鳥インフルエンザに関しては、積極的な情報公開を行っている。

この間にも、揚子江河口地域を中心に、すでに数十名の患者が発生していたことが、H7N9型鳥インフルエンザのウイルス学的診断法が確立した4月になって次々と明らかにされた。そしてさらに、4月9日に江蘇省から台湾に戻った人が、3日後に発症したのである。中国で感染して感染後の潜伏期に台湾に入り、その後発症した例であり、日本でも同様の事態が起こる可能性があった。

8月11日までに確認されている感染者の大多数を中高年齢層が占める。高齢を背景として基礎疾患をもつ者が76％で、これらの大多数の患者は、重症肺炎や多臓器不全を起こしている。しかし、小児や若年層の感染者は少数であり、いずれも軽症であった。ウイルス学的調査により北京で感染が確認されていた6歳の男児は、不顕性感染に留まった。8月11日の段階で、年齢・性別が判明した129名では、年齢は4～91歳、性別は女性が31％（40人）であった。

H7N9型鳥インフルエンザに感染したと疑われる患者の検体に対する検査には、5～15日を要している。現在の患者報告体制では、H7N9型ウイルスの感染が確認されると、発症日にさかのぼって患者発生が報告される。そのため、公表される数字はリアルタイムの動向を示しているわけではない。2013年10月20日時点での見かけの致死率は、136人中45人で33％である。

中国における医療体制、とくに農村地域における医療アクセスの悪さと、高額な医療費負担を考えると、医療機関を受診し、ウイルス検査によって確定診断された患者の報告数は、氷山の一角であろう。

患者の特徴と抗インフルエンザ薬

H7N9型鳥インフルエンザ患者のほとんどが、急速に進行するウイルス性肺炎にかかり、ウイルス感染に対する過剰な生体防御応答（広義のサイトカインストーム）による多臓器不全を起こしている。1997年から人への感染が続いているH5N1型鳥インフルエンザウイルスは強毒型（鳥に致死性の全身感染を起こす）である。これとは異なり、H7N9型鳥インフルエンザウイルスでは全身感染は認められないものの、急速に重症なウイルス性肺炎が進行するなど重篤な経過をたどっている。患者の解剖の報告が少ないので詳細な病態は不明だが、高齢者を中心に、季節性インフルエンザでは通常あり得ない事態が起こっている。

大多数を占める患者はさまざまな基礎疾患をもってはいるが、高齢である以外には特定の危険要因は認められない。数名いる若年成人患者の予後は、高齢者に比べてよく、3名の小児患者はいずれも軽症で回復している点は、若年層が重症化する傾向にあるH5N1型鳥インフルエンザウイルスの感染患者とは大きく異なる。

一方、前述のように、不顕性感染者も発見されている。4月13日、北京市で女児患者が確認された際に、周囲の住民に対するウイルス学的調査を行ったところ、近所に住む男児の感染が確認された。この男児は発症していないので、患者数には含まれていない。発症前の潜伏期に発見されて早期治療を受けたために、発症には至らなかった可能性がある。この時期には北京では他に感染者は出ておらず、鳥における感染報告もないため、この2名の感染源や感染経路は不明である。

感染から発症に至る潜伏期間は3~10日で、初期症状としては発熱、呼吸器(気道)のうち鼻から鼻腔、鼻咽腔、咽頭、喉頭までの上気道感染症(いわゆるかぜ症候群)に、咳そうなどである。その後、痰の排泄から、急速に呼吸困難などの肺炎症状に移行する。

111名の患者の症例をまとめた論文によると、77%が集中治療室(ICU)に入り、27%が死亡。42%の患者が65歳以上で、年齢中央値は61歳と高い。発熱、咳が認められ、97%が入院時に肺炎を起こしていた。レントゲン写真では、両肺にすりガラス状の陰影と浸潤影が最も多く見られた所見である。患者の71%が急性呼吸窮迫症候群(ARDS)に移行している。97%の症例が抗インフルエンザ薬を投与されているが、その開始時期が遅く、その多くが発症後7日前後に開始されている。

これまで感染が確定された患者では、体外式膜型人工肺(ECMO=extracorporeal membrane oxygenation)の使用を必要としている者が多く、致死率は約3割。抗インフルエンザ薬であるノイラミニダーゼ阻害薬には反応するとされているが、その治療効果の程度は明確ではない。これまでのところ、上海の医療機関による14名の症例に関する治療の報告では、11名の治癒した症例において、抗インフルエンザ薬による治療によって、咽頭におけるウイルス量の低下があったとされる。一方、抗インフルエンザ薬の反応が悪く、ザナミビルやオセルタナビル（タミフル）といった抗インフルエンザ薬への耐性を示す遺伝子変異を起こしたウイルスが、体外式膜型人工肺を装着した3例のうち2例で確認されている。抗インフルエンザ薬を長期に使用し続けた患者での耐性ウイルスの出現が危惧される。

未知の感染経路と実際の感染者数

感染患者の90％以上を小児と40歳未満の若年成人が占め、高齢者患者がほとんどいないＨ５Ｎ１型鳥インフルエンザウイルス感染者の年齢分布とは大きく異なり、Ｈ７Ｎ９型鳥インフルエンザでは、患者の大半が中高年齢層であると前述した。若年層における不顕性感染や軽症患者を見落としている可能性もある。一方、中国国内でインフルエンザ様症状で医療機関を受診した2万人の患者の中で、Ｈ７Ｎ９型インフルエンザウイルス感染者は6名しか見つかっていない。また、１３０名のＨ７Ｎ９型ウイルス感染患者との接触者2万人以上が調べられたが、感染した人は確認されていない。ほとんどの症例は互いに離れた地域で発生しており、数例を除いて患者同士には直接の接触歴はない。それぞれ別の感染源から感染したと考えられるが、それらの感染源や感染経路はわかっていない。

他方、同一の家族に複数の患者が発生した例が数件報告されている。しかし、家族内でウイルス伝播が起こったのか、家族以外から別々に感染を受けたのかは不明である。いくつかの家族内の集団感染の事例において、人から人への感染が確認されているが、それによると、ウイルスの暴露から発症までの潜伏期間は、これらの事例では6〜7日であった。

これまで、患者周囲での感染患者の発生や拡大傾向が認められないことから、H7N9型鳥インフルエンザウイルスの現状を、WHOは「人から人への継続的なウイルス伝播を示す直接的な証拠はない」と、慎重な言い回しで発表している。ここには、もし人から人への感染伝播が起こっているとしても、いまだその伝播効率は低いと考えられるという意味がこめられている。

中国本土で5月27日時点で感染が報告された130例のうちの5例(4%にあたる)は、インフルエンザ様の疾患に対する地域の患者発生数等を調査する、病院定点のサーベイランス(感染症の発生状況の調査・集計)によって検知された。5例のうち2例は入院治療となってはいるが、5例はすべて軽症から中程度の病態であった。このことから、多くのH7N9型ウイルス感染者が、軽症ないし不顕性感染にとどまって、通常のインフルエンザ等の疾患と判断され、ウイルス学的に検査、確認されずに市中に潜在していると判断される。もしそうであるならば、致死率を算定する際に分母となる軽症患者の数が増えるので、実際の致死率は大幅に低いことになるだろう。

過去のH7亜型鳥インフルエンザ

H7N9型の鳥インフルエンザウイルスは、これまでもアジアからヨーロッパにかけて野鳥(とくにカモ)の間でときどき検出されている。これらのウイルスは鳥に対して弱毒型(呼吸器・消化管表層に限った不顕性の局所感染を起こす)であり、ニワトリなどが感染しても、発症や死亡をしないので、流行が見逃されていた可能性はある。過去においては、H7N9型鳥インフルエンザウイルスが人に感染した記録はなく、ほとんどの人がこのウイルスに対して免疫をもっていないと考えられる。

一方、同じH7亜型に属する強毒型のH7N1、H7N3、H7N7型の鳥インフルエンザは、強毒型であるH5N1型鳥インフルエンザと同様に、多数のニワトリを殺してきた。しかし、鳥では強毒型であるにもかかわらず、人においては感染患者のほとんどは結膜炎や軽症のかぜ様症状にとどまり、人の感染症のリスク管理として注目されることはなかった。しかし、2003年にオランダで、鳥に対して強毒型であるH7N7型鳥インフルエンザウイルスがニワトリで大流行した。この際には、約70名の感染患者のうち1名が肺炎で死亡し、さらに患者の家族にも感染が広がった。他方、同じく鳥に対して強毒型であるH7N3型鳥インフルエンザの流行が、現在もメキシコのニワトリの間で続いているが、人への感染は確認されていない。また最近、北イタリアで強毒型のH7N7型鳥インフルエンザが流行し、人にも感染して結膜炎を起こしている。

21世紀になってから、WHOはH5N1型鳥インフルエンザウイルスや、鳥での流行も常在し、人での感染報告もあるH9N2型鳥インフルエンザウイルスと並んでH7亜型についてもパンデミックの可能性を考慮して、ワクチン候補ウイルス株の開発・準備を進めてきた。しかし一般には、

Ｈ７亜型ウイルスによる人の健康被害は軽微なものである。したがって、患者の重篤な健康被害を伴う、最悪のシナリオが想定される強毒型のＨ５Ｎ１型鳥インフルエンザウイルス由来のパンデミックに比べれば、もしパンデミックを起こしたとしても、心配する必要はないと考えられてきた。

しかし、２０１３年の中国におけるＨ７Ｎ９型鳥インフルエンザが、鳥では弱毒型であるにもかかわらず、人の感染患者の大半が重篤な肺炎から多臓器不全を起こし、高い致死率を示すことは、従来の想定をくつがえす事態である。

弱毒型の遺伝子配列

3月31日に中国疾病予防コントロールセンター（ＣＤＣ）が、３株のＨ７Ｎ９型鳥インフルエンザウイルスの遺伝子全塩基配列を公表した。これに応じて、日本の国立感染症研究所では直ちに遺伝子情報を解析し、ウイルスの性状を予測してＷＨＯ等に報告した。

遺伝子解析の結果、このウイルスは、中国や東アジアで鳥の間で維持されている、少なくとも3種類の鳥インフルエンザウイルスの遺伝子が混じって（交雑して）できた、新規のＨ７Ｎ９型鳥インフルエンザウイルスであることがわかった。ウイルス表面にあり、抗原性を決定するタンパク質（赤血球凝集素＝ＨＡとノイラミニダーゼ＝ＮＡ）は、ユーラシア系統の2種の鳥インフルエンザウイルスに由来し、8本あるＲＮＡ分節のうち6本が、中国の1種のＨ９Ｎ２型鳥インフルエンザウイルスに由来している（14ページ、コラム1）。これまでこのウイルスが人に感染した記録はない。

つまり、ほとんどの人は誰もこのウイルスに対して免疫をもっていないと考えられる。

その後、中国の患者から分離されたウイルス15株の、遺伝子系統樹の解析の結果は非常に類似していた。そのうち、上海の患者から得た1株(A/Shanghai/2013)は、塩基配列上の解析からは他の14株とは区別され、共通の祖先ウイルスから分岐した別系統のウイルスであった。これから、共通の祖先ウイルスからの近縁ウイルスが、同時期に伝播されたことが示された。

上海市、江蘇省、浙江省のハト、ニワトリや環境中から採取したウイルス7株の遺伝子系統を解析したところ、これらは人から採取した先の14株と類似性が高く、同系統のウイルスと考えられた。しかし、このニワトリや環境中から採取したウイルスと、患者から分離されたウイルスとの間には、明らかに異なる塩基配列がある。このことから、このニワトリ等から分離した鳥ウイルスが、感染報告されている患者らに直接に感染したものであるとは考え難い。

一方、前述の、人から分離したウイルス15株および、鳥や環境から分離したウイルス7株の合計22株のウイルスの遺伝子解析から、H7N9型鳥インフルエンザウイルスには、高い病原性を示すシグナルは認められなかった。鳥インフルエンザウイルスにおいて、強毒型か弱毒型かを規定する最も重要な遺伝子部位は、HAの解裂部位である。鳥強毒型のH5N1型鳥インフルエンザウイルスにおいては、この部位に塩基性のアミノ酸が連続的に連なることで強毒性を示す。それとは異なって、H7N9型鳥インフルエンザウイルスでは、HAの解裂部位のアミノ酸配列は、典型的な、弱毒型の配置をとって塩基性のアミノ酸の配列はない。さらに、H7N9型鳥インフルエンザウイルスを、ニワトリやウズラなどの家禽に感染させて実験したところ、呼吸器・消化管表層に限った不顕性の局所感染を起こすのみで症状を出さず、低病原性であることが確認された。

ブタへのＨ７Ｎ９型鳥インフルエンザウイルスの感染実験でも、ブタに不顕性感染を起こすことが確認された。このことによって、この系統のＨ７Ｎ９型鳥インフルエンザウイルスが、哺乳類の間で症状を出さずに伝播され、人への感染源になる可能性が示唆された。

病原性に関わるそれ以外の遺伝子部位についても、人の季節性インフルエンザウイルスを越える変異はない。しかし、マウスやフェレットへの感染実験(人に近い動物での実験)では、Ｈ７亜型の他のウイルスや、Ｈ９亜型の鳥インフルエンザウイルスや、人の季節性のインフルエンザウイルスに比べてやや病原性が強いことが確認された。とはいえ、２０１３年10月現在起こっているように、このようなウイルスに人が感染すると致死率30％を超える重症肺炎を起こすことは、過去のＨ７亜型ウイルスの経験からは理解し難い。Ｈ７Ｎ９型ウイルスの、中高年齢層における重症化の原因も不明である。

コラム１　インフルエンザウイルス

インフルエンザウイルスにはA型、B型、C型があるが、本書で扱うＨ７Ｎ9型、Ｈ５Ｎ1型、Ｈ1Ｎ1型などのインフルエンザウイルスは、いずれもA型である。新型インフルエンザは、A型のインフルエンザで発生する。

インフルエンザウイルスは、直径が約１００nm（＝０・０００１㎜）のほぼ球形をしている（図１-2）。人から分離してすぐはひも状などであるが、純粋培養し、植え継いで継代培養すると、楕円形から球形になってくる。エンベロープ（脂質二重層のウイルス膜）でおおわれており、その表面に、ＨＡ（赤血球凝集素＝ヘマグルチニン）とＮＡ（ノイラミニダーゼ）という2種類の糖タンパク質がスパイク状に並んでいる。

Ａ型インフルエンザウイルスでは、この糖タンパク質の抗原性の違いにより、ＨＡには18の亜型（Ｈ１〜Ｈ18）、ＮＡには10の亜型（Ｎ１〜Ｎ10）がある。このＨＡとＮＡの組み合わせで、さまざまな亜型のインフルエンザウイルスが存在し、Ｈ７Ｎ９やＨ５Ｎ１、Ｈ１Ｎ１などと表記され区別される。

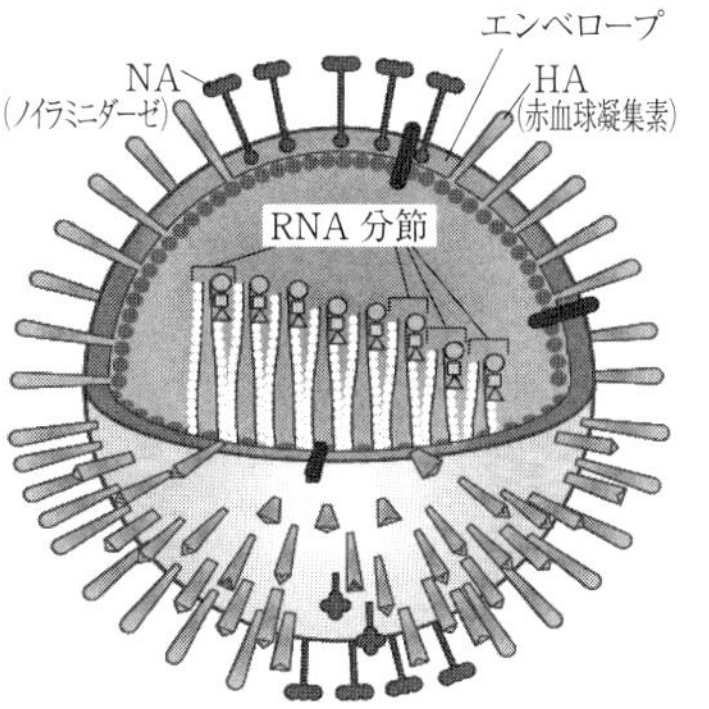

図1-2　インフルエンザウイルスの構造

ＨＡは、ウイルスが動物の細胞に侵入するときに糊のような役割をして、ウイルスと細胞を結合させることに働く。一方、ＮＡは、細胞内で増えたインフルエンザウイルスが、細胞外へ放出されるときに、細胞表面のウイルス受容体（レセプター）を破壊するはさみのような働きをする。また、エンベロープにおおわれたウイルス内部には8本のＲＮＡ分節が存在し、分節ごとに異なるタンパク質をコードして遺伝情報を担っている。なお、一つのウイルスを継代培養したとき、その系統を株といい、1株、2株と数える。

あと2歩で人型への壁を乗り越える？

さらに注目すべきは、このＨ７Ｎ９型鳥ウイルスが、鳥よりも人に感染しやすく遺伝子変異していることである。一般に鳥インフルエンザウイルスは、人の細胞には感染しにくく、人の体内では増殖しにくい。「種の壁」といわれるその本体が、分子レベルで明らかにされており、鳥インフルエンザウイルスが「種の壁」を越えて人に感染しやすくなるには、二つの重要な遺伝子変異が必要とされている。一つはレセプターの壁で、もう一つはウイルスが増殖するのに最適な温度の壁である。

ウイルスが標的細胞に感染するには、細胞表面に存在するレセプターに結合する必要がある。しかし、鳥型インフルエンザウイルスは、人の細胞表面にある人型レセプターには結合しにくい。しかし、感染患者から分離されたＨ７Ｎ９型鳥インフルエンザウイルスは、特定の遺伝子変異によって、鳥型レセプターだけでなく、人型レセプターにも結合しやすく変化していた。このことは、実験室におけるレセプター結合実験でも確認されている。しかし、人から分離した株は、鳥型レセプターへの結合性もあわせて保持している。そのため、まだ継続的に、人から人へ感染・伝播するような完全な人型になっていないとされている。とはいえ、さらなる遺伝子変異によって、ウイルスがその能力を獲得する可能性がある。そのため、２０１３年8月現在、パンデミックを起こす可能性は、Ｈ５Ｎ１型鳥インフルエンザより高いと推定されている。

一方、ウイルスが増殖するのに好都合な温度（至適温度）は、鳥型ウイルスと人型ウイルスでは異なっている。鳥型ウイルスは鳥の体温（42℃）で効率よく増殖するが、人の上気道（鼻、のど）の温度（34℃前後）では増殖しにくい。インフルエンザウイルスのＰＢ２という遺伝子の変異は、ウイルスのＲＮＡポリメラーゼ（ＲＮＡを合成する酵素）の至適温度を42℃から34℃に低下させることに関わる。感染患者から分離したウイルス11株において、ＰＢ２遺伝子を解析した結果によると、そのすべてにおいて、ＲＮＡポリメラーゼの至適温度を人の上気道温度である34℃に低下させる変異が観察された。人の気管支上皮細胞を用いた実験では、感染患者から分離したＨ７Ｎ９型鳥インフルエンザウイルスは、鳥から分離したＨ７Ｎ９型鳥インフルエンザウイルスよりも、34℃での増殖性が高いことがわかっている。つまり、これら感染患者から採取したＨ７Ｎ９型鳥インフルエンザウイルスについては、人の上気道に感染しやすく、また増殖しやすいように変化しているということである。

また、安徽省の患者から分離した安徽１株とよばれるウイルス（正式にはA/Anhui/2013）でのフェレットの感染実験の結果によると、飛沫感染による伝播が３匹中１匹で確認された。この飛沫感染の伝播効率は、季節性インフルエンザ程には高くないが、今後、このウイルスがさらに追加の遺伝子変異を起こすことで、効率よく連続して感染伝播する能力を持つ可能性がある。このため、注意が必要である。

このようにＨ７Ｎ９型鳥インフルエンザウイルスは、すでに人に感染・増殖しやすく変化しており、残りわずかの突然変異が加われば、人から人への効率のよい感染伝播能力を獲得し、より完全な人型に変化して、パンデミックを起こす危険性が高い。

H7N9型ワクチンと抗インフルエンザ薬耐性ウイルスへの懸念

患者から分離したウイルス15株の遺伝子解析からは、これらのウイルスは共通の祖先から大きく2系統に分岐していることが示された。各系統のウイルスの抗原性の相違についてはいまだ解析されていないが、ワクチン開発においては、どのウイルス株をワクチン株として選定し、用いるべきかの判断が必要となる。

また、ウイルスの遺伝子解析により、H7N9型鳥インフルエンザウイルスの抗原決定部位の構造を予測した。すると、人に対して免疫を誘導するのに必要な、Tリンパ球を刺激するための抗原決定部位が、少ないか欠如している可能性のあることがわかった。一般に、H7亜型インフルエンザウイルスは、動物実験では十分な免疫応答が起こるにもかかわらず、感染患者における免疫応答が弱い(31ページ、コラム3)。これまでの試作ワクチンの臨床試験でも、人に対する免疫誘導能力が低いことが報告されている。H7N9型鳥インフルエンザウイルスについても免疫応答が弱ければ、有効なH7N9型インフルエンザワクチンの開発には、大きな困難が予想される。

さらに、患者から採取したウイルスは、わずかな遺伝子変異をもつ、複数のウイルス株の混合ウイルスとして回収される場合が多い。そのため、薬剤耐性ウイルス株が見落とされる恐れがある。

たとえば、上海市の患者から分離した上海1株とよばれるウイルスは、現在、日本国内で使用されている4つの抗インフルエンザ薬(ノイラミニダーゼ阻害薬であるタミフル、ペラミビル、ザナミビル、ラニナミビル)に対して交叉耐性をもつような変異を起こしていることが指摘されていた。そこで、詳細な遺伝子解析や、ウイルスを単離し直して解析した結果から、上海1株は、抗インフルエンザ薬に耐性をもつ変異株と、感受性をもつ変異前の株との混合ウイルスであることが確認された。つまり、上海1株は、ノイラミニダーゼ阻害薬に高度な耐性を示すウイルスに、抗インフルエンザ薬に感受性をもつ変異前のウイルス株が、30〜40%含まれた複数のウイルスの混合体として分離されていた。

このような複数のウイルスの混合した状態で薬に対する感受性の実験を行うと、耐性シグナルは検出されにくい。そのため上海1株は当初、抗インフルエンザ薬に感受性があるとされていたのである。しかし、上海1株の耐性変異株ウイルスでは、強い耐性を示すことが確認されている。台湾の患者から分離したウイルスも、耐性に変異したウイルスと、感受性があるままの変異前のウイルスの混合ウイルスで、タミフルへの感受性が低下していた。患者から分離したウイルス株では、このような複数のウイルスの混合物として回収される場合が多く、耐性ウイルス株が見落とされる恐れがある。

また、上海や台湾の複数の患者では、タミフル投与の治療中に耐性ウイルスが出現し、体内でこの耐性ウイルスが選択的に増殖し、タミフルでの治療効果が認められなくなった事例もある。

上海の別の患者を看護した家族が感染発症した症例には、早期からタミフルが投与されたにもかかわらず、重症肺炎で死亡した例もある。このウイルスの遺伝子塩基配列は公表されていないので、実際に耐性ウイルスであったかどうかは明らかになっていない。しかし、ノイラミニダーゼ阻害薬に耐性をもつ上海1株と同じウイルスであった可能性もある。今後、耐性ウイルスがどの程度広がっているのかを注視してゆく必要がある。一方、それ以外のウイルス株はすべてのノイラミニダーゼ阻害薬に感受性があるので、H7N9型ウイルスの感染が疑わしい患者に対してはこれらの薬剤による早期治療が望まれる。

感染源と感染経路の検索

2013年に発生したH7N9型鳥インフルエンザウイルスが、いつ、どこで、どのような宿主動物によって維持されており、どのような経路で人に感染するのかを解明することが、感染対策を策定する上での喫緊の課題である。

病原体が鳥インフルエンザウイルスであり、患者の約70%にニワトリなどとの接触歴があることから、鳥類がまず、人への感染源となる宿主に疑われた。しかし、このH7N9型鳥インフルエンザウイルスは、鳥に対して弱毒型であるので、強毒型H5N1型ウイルスとは異なり、鳥は感染してもほとんど発症せず、死亡もしない。従って、ウイルスに感染した鳥を見つけ出すことは不可能に近い。冬季における鳥の不顕性感染の拡大も懸念される。

そこで、２０１３年4月、中国政府は患者の発生した地域を中心に、生きた鳥を扱う鳥市場、養鶏場、野生の鳥類など、8万羽以上の健康に見える鳥についてウイルスの検査を行った。その結果、Ｈ７Ｎ９型鳥インフルエンザウイルスは、数カ所の鳥市場において、ニワトリ46羽とハト１羽から検出された。鳥市場の環境中からは、ウイルスはわずかに確認されているに過ぎず、市場に家禽を供給する養鶏場からも検出されていない。野生のハト１羽からの検出もあったが、それがなぜなのか、どういう意味をもつのかはわかっていない。また、ブタでの感染は確認されていない。なお、香港大学による調査では、中国南部のニワトリ、アヒルや野鳥および、鳥市場の水や汚物検体の2・6％にＨ７遺伝子が検出され、Ｈ７Ｎ９型ウイルスが鳥の間で広がっている可能性が示された。ハルピン中国国立獣医学研究所から、4月に公表されている鳥から分離したインフルエンザウイルス７株の遺伝子塩基配列は、感染患者から分離したウイルスと似ている。このことからウイルスは、生きた鳥の多くいる鳥市場において、ニワトリから人へ伝播・感染したと推定されている。

そこで上海市では4月、すべての鳥市場を閉鎖して消毒を行ったところ、その後、新たな感染患者が出現していない。このことから、鳥市場における、鳥からの感染・伝播説が有力視されている。また、浙江省湖州（こしゅう）市の12例について、すべてで発症前に家禽との接触があり、感染者が訪れた鳥市場の環境中からＨ７Ｎ９型鳥インフルエンザウイルスの遺伝子が見つかった。このことからも、ニワトリなどの家禽が感染源となった可能性が指摘されている。

鳥からのウイルスに暴露してから、インフルエンザ発症までの潜伏期の中央値は、３・１日と推定されている。中国全土135人の感染患者のうち、75%は発症日前14日以内に家禽との接触があったが、残りの25%は、鳥との接触がなく、また、患者同士の接触もない。家族内感染や院内感染が疑われる例もあるが、継続的な人から人への感染・伝播は確認されていない。

すでに患者発生が広範囲に広がったにもかかわらず、多くの鳥市場ではウイルスは検出されていない。さらに、これらの鳥市場に鳥を供給している農村地域の養鶏場では、ウイルスはまったく検出されていない。これらの状況は、鳥ないし鳥市場のみでは、人への感染源や感染経路を十分に説明できないことを示している。

鳥から分離したH7亜型ウイルスの遺伝子は、患者から分離したウイルスのものとよく似ているが、細かく見ると違いが認められる。また、鳥から分離したすべてのウイルスではどれも、患者から分離したウイルスで認められたレセプターと至適温度の二つの重要な変異のうちのいずれか一つしか起こっていない。鳥のウイルスが、鳥から人に別個に感染した場合には、二つの突然変異が同時に起こる可能性はきわめて低い。

患者から分離したウイルスが、すでにほぼ人型に変化していることを考えると、H7N9型鳥インフルエンザウイルスは、数カ月前から何らかの哺乳動物(人を含む)によって伝播・維持されている可能性が示唆される。すなわち、哺乳動物を中間宿主として、多くの人に不顕性ないしは軽症のインフルエンザ様症状で感染が広がっている可能性がある。ブタや鳥市場に出入りするネコ、イヌ、ネズミなどの哺乳動物、および人に対するウイルス調査を徹底して実施すべきであろう。

対応と今後の見通し

ＷＨＯは、中国における疫学情報、患者情報および、ウイルスの性状解析の結果を勘案し、２０１３年４月13日に、Ｈ７Ｎ９型鳥インフルエンザウイルスは、健康被害の大きなパンデミックを起こす危険性があるとのリスク評価を発表した。そして、世界各国に警戒を強めるよう勧告した。しかし、10月時点では、中国への渡航制限や渡航自粛、中国からの入国制限を行うことは勧告していない。

日本でも、これに応じて次々と対策が進められている。政府は新型インフルエンザ等対策特別措置法(26ページ、コラム２)を４月13日に前倒しで施行したことは本章の冒頭で述べた。実際にこの法律に基づく危機管理対応がとられるのは、国民の健康・安全が脅威にさらされ、社会・経済活動の破綻が危惧されるような、重篤な感染症による健康危機の事態においてである。２０１３年10月時点では、Ｈ７Ｎ９型鳥インフルエンザはその対象とはなっていない。

一方、４月26日には、Ｈ７Ｎ９型鳥インフルエンザを指定感染症と検疫感染症に指定し(コラム２)、国内での発生に備えて、検疫、検査、届け出、隔離、治療などの対応体制を準備・強化することとなった。そうはいっても中国で感染した人が、台湾に移動した後に発症したように、感染者が潜伏期に日本に入国することは防げず、その後日本で発症する可能性がある。しかし２０１３年10月時点では、人から人への伝播効率は低く、継続的な感染伝播は起こっていないとされる。従って、ウイルスがまだ十分に人型になっていない現状ではもしも日本国内にウイルスが持ち込まれたとしても、発症した患者を早期に発見して隔離し、適切に治療すれば封じ込めは可能であり、国内での感染拡大は防げると考えられる。

２０１３年10月現在までの中国における疫学的調査や遺伝子解析結果からも、Ｈ７Ｎ９型鳥インフルエンザウイルスは、人から人への継続した感染伝播はしていないと評価されている。従って、現在のＨ７Ｎ９型鳥インフルエンザウイルスが、そのまま人の間で感染を拡大してパンデミックを起こす可能性は低いのである。

また、２０１３年４月に日本におけるさまざまな年齢層の５００名の血清について実施した安徽１株に対する抗体検査では、このウイルスに対する抗体保有者はいなかった。日本の環境省によっても、４月下旬から5月上旬に、シギやチドリなどの野鳥が飛来する国内の干潟や、サギ類の繁殖地で、野鳥に対するウイルス調査が行われた。ここでもＨ７Ｎ９型鳥インフルエンザウイルスは検出されていない。

しかし、インフルエンザウイルスでは遺伝子の突然変異が非常に頻繁に起こるので、いつでもパンデミックを起こすようなウイルスに変化する可能性がある。前述のとおり、Ｈ７Ｎ９型鳥インフルエンザウイルスは、すでに人に感染しやすいように変化しており、いつパンデミックを起こしても不思議ではない。さらに、フェレットでの感染実験では、飛沫感染によるウイルス感染・伝播を起こすことが示された。

従って、残りわずかの突然変異が加わると、人から人への効率のよい伝播能力を獲得して、パンデミックの引き金が引かれることが危惧される。その時期を予測することは困難であるが、宿主動物での感染・伝播が続くかぎり、その危険性が今後高まることはあっても低くはならないことは、インフルエンザウイルス研究者の一致した見解である。

上海市では4月以降、新たな患者の発生は報告されていない。前述のように、人への感染源と考えられる鳥市場を閉鎖して消毒した効果であると評価されているが、鳥市場以外の感染経路も疑われるので、その判断は時期尚早であろう。

一般に、鳥インフルエンザの流行は、人の季節性インフルエンザと同様に、冬季に活発であるが、夏季には低下する。これに一致して人への感染にも季節性があり、同様の傾向は、２００３年以来続いているＨ５Ｎ１型鳥インフルエンザでも認められている。夏に向かっていったんは活動が下火になり、患者発生も自然に減少したが、ウイルスの火種が完全に消えたわけではない。冬にかけて再び活動が活発化して、より大規模な患者発生をもたらす可能性がある。

一方、過去のパンデミックは春から夏にかけて出現したことが多い。とくに第一波の流行は冬季とは限らないので、しばらく予断を許さないことを肝に銘じたい。

コラム2　新型インフルエンザ等対策特別措置法と指定感染症・検疫感染症

新型インフルエンザ等対策特別措置法は、H5N1型鳥インフルエンザ等の病原性の強い感染症のパンデミックに備えるため、2012年5月に成立した。2009年に発生し、世界に広がったH1N1型インフルエンザは、日本では低い致死率で、健康被害も軽微なものにとどまった。しかし、H5N1型鳥インフルエンザが新型インフルエンザとなって、人から人へと感染するようになった場合、日本でも甚大な健康被害と莫大な犠牲者が出る恐れがあり、また、国民生活や社会機能に大きな混乱も予想される。このため、本法律は、感染症危機管理のため、すなわち新型インフルエンザや同じような危険性のある新感染症による犠牲者を抑え、社会混乱を防ぐ目的でつくられた。

この法律によると、事前準備として、国や自治体が対策実施のための「行動計画」を作成することになっている。また、新感染症が海外で発生した場合には、水際対策として、該当国の船や航空機の検疫を強化し、さらに防疫が困難になった場合には、船や航空機の来航の制限を要請できる。国民生活や経済に甚大な影響をおよぼしそうなほどに感染症が拡大した場合には、「新型インフルエンザ等緊急事態宣言」が出され、都道府県知事が住民に外出の自粛を要請し、学校、社会福祉施設、興行施設などの使用制限や停止を要請、または指示できる。また、都道府県知事が医薬品、食品などを業者から収用することができるなど、行政側に強制力をもたせている。

この法律は、このように、個人の移動や営業の自由といった人権を制限するうえに、国民生活に大きな影響を与える。そのため、感染症対策の専門家からは、法律の必要性や有効性について、疑問も投げかけられている。しかし、いつ起こるかわからない感染症の大流行による最悪の社会危機のシナリオに対して、十分な準備をしておくことは必要である。

そのような状況下、中国でのH7N9型鳥インフルエンザの感染拡大を受け、厚生労働省は2013年4月26日、H7N9型鳥インフルエンザを感染症法に基づく指定感染症に指定することを決めた。それによって、最長2年間の、患者の強制的な入院や就業制限などの措置が取れるようになった。

既存の感染症法は、感染症を、致死率や感染力などの危険度に応じて1～5類に分類し、各分類に応じて患者に行える措置を定めている。これとは別に、生命や健康に深刻な被害を与える恐れのある緊急時に、迅速な対応をするため指定感染症を指定する。それまでH7N9型鳥インフルエンザは4類で、汚染場所の消毒などの対策しか行えなかった。しかし、指定感染症となったことで、感染の疑いのある人に健康診断を受けさせたり、患者を入院させたりできる。そのほか、接客業や食品加工業など、感染を広げる可能性が高い仕事については、休業の指示も可能となる。指定感染症への指定は、新型肺炎(SARS)、H5N1型鳥インフルエンザに続き3例目である。

また、H7N9型鳥インフルエンザは検疫法に基づく検疫感染症に指定されたことによって、感染した疑いのある海外からの入国者に対して、検疫所での診察や検査が実施できるようになった。

検査と治療

日本においては、中国からの報告があった2～3週間後から、国立感染症研究所を中核として、都道府県・政令指定都市の地方衛生研究所および検疫所は、H7N9型鳥インフルエンザウイルスに対する診断体制を確立しており、患者発生の際の診断、検査、報告の流れは整備されている。また、H5N1型鳥インフルエンザの新型インフルエンザ化、パンデミックに備えて、数年前から国民の約半数分の抗インフルエンザ薬が、国家備蓄されている。これまでに遺伝子解析がされたH7N9型鳥インフルエンザウイルスは、数株を除いて抗インフルエンザ薬に感受性があるので、抗インフルエンザ薬を早期に投与するなど、適切に治療が行われれば、健康被害を減少することが期待できる。万一、重症患者が出ても、体外式膜型人工肺なども普及しているので、通常の状況においては救命治療の効果も期待できる。

ワクチンに関しては、すでに国立感染症研究所において、H7N9型インフルエンザワクチン製造用に、ウイルス株の開発を終え、臨床試験が実施される予定である。実際にワクチンが必要となった際には、これを用いてワクチン・メーカーが製造を開始することを目標としている。一方、パンデミック等の緊急時に、短期間で大量のワクチンを製造・供給できるように、政府は5年前から、国内外のワクチン・メーカーと協力して、細胞培養ワクチンの開発と実用化を進めている。しかし、すべてのメーカーが製造承認を取得するには2013年度いっぱいはかかる見通しである。それまでは、発育鶏卵を用いた現行の製造方法を用いてワクチン製造を行うこととなる。

H7N9型インフルエンザワクチンに関しては、2013年8月までに、ウイルスの抗原性に関する解析結果が揃い、9月になってようやく安徽1株がWHOによるワクチン株に認定された。しかし、これから臨床試験を実施するので、本格的な製造開始にはまだ時間がかかる。さらに、H7N9型ワクチンについては、前に触れたような免疫応答の問題に加え、新たな問題の解決が必要となると考えられ、開発には難航が予想される。

ワクチンはパンデミック時の対策の本丸とも言える重要な政策であるので、次にくわしく述べる。

H7N9型インフルエンザワクチンの免疫原性

これまで人の社会で流行したことがないため、ほとんどの人が免疫をもっていないと考えられるH7N9型鳥インフルエンザウイルスについては、パンデミックの際にはすべての人にワクチンが必要と考えられる。そこで2013年4月から、アメリカ、イギリス、日本、中国などが、緊急開発を開始した。アメリカの研究者らは、中国が公表したウイルスの遺伝子の塩基配列情報に基づいて、ウイルスの遺伝子の本体であるRNAに対応するDNAを人工合成し、これを用いたワクチン開発が進められている。それによって、短期間にワクチン製造用のウイルス株が作製できたが、遺伝子情報に対する知的所有権や、遺伝子組み換え医薬品の問題が新たに生じている。

一方、日本の国立感染症研究所と英国国立生物学的製剤研究所は、中国当局から分与されたウイルスを用いて、遺伝子操作技術によるワクチン株の開発を進めている。これによって製作されたワクチン候補株は、遺伝的・抗原的安定性や病原性試験に合格し、7月にはWHOの推奨を得ている。今後、これらを用いた発育鶏卵増殖・不活化全粒子ワクチンについて臨床試験を実施し、安全性と有効性の確認作業が予定されている。またアメリカでは、遺伝子操作を用いない、従来のワクチン製造方法による開発も並行して行われている。ワクチンが必要な際には、これらを用いてワクチン・メーカーが製造を開始することとなるが、H7N9型インフルエンザワクチンの開発についてはいくつかの難問がある。さらに、最新技術を駆使したDNAワクチンや遺伝子組み換えワクチンなどの試作品を、実用化するには臨床試験や製造承認などの時間が必要である。

前述したように、H7N9型インフルエンザワクチンの第一の問題は、H7N9型鳥インフルエンザウイルス抗原の免疫誘導能力(免疫原性)が低い可能性があることである。具体的には、人に対して、H7N9型ウイルスのHAとNA抗原タンパク質をワクチンとして接種しても、血中の抗体価の上昇が悪い可能性があるということである。H5N1型鳥インフルエンザウイルスから製造・開発されたH5N1型インフルエンザワクチンについても、人に対する免疫原性が低いので、アジュバントという免疫増強剤(抗原タンパク質と一緒にワクチンに混ぜて接種すると、より高い抗体価を誘導させる物質)の添加が必要であった。インフルエンザウイルスにおいて、人の免疫細胞に対して、主要な抗原となるのは、HAである。H7N9型インフルエンザウイルスと同じHAをもつウイルスが、H7亜型インフルエンザウイルスである。H7亜型の他のインフルエンザウイルスが、これまでに人に感染した際、またはワクチン接種をした際に、免疫原性が低い事例が複数、報告されている(31ページ、コラム3)。これらの類推からも、H7N9型インフルエンザウイルスにおいては、H5N1型インフルエンザウイルス以上に、人に対しての免疫原性が低いと推定される。

免疫原性が低かった場合への対処法には、①接種する抗原量を増やす、②アジュバントを添加する、③ワクチン主要成分であるHA、NAにT細胞エピトープ(免疫応答を誘導するために必要なTリンパ球を刺激する細胞表面構造)を導入する、などの方法が考えられる。しかし、適当なアジュバントの添加が最も現実的な解決方法であろう。

このように、H7N9型インフルエンザワクチンの開発は、一般に考えられているほど容易ではない。有効なワクチンの開発と用量の設定、臨床試験の実施、安全性と有効性の評価と検証など、幅広い検討を要する緊急課題が多いのである。

コラム3　H7亜型インフルエンザウイルスは免疫原性が低い?

2003年オランダで、H7亜型の強毒型、H7N7型鳥インフルエンザが流行した。このときに感染した患者の約半数で、このウイルスに対する血清抗体応答が認められなかった。また、アメリカでのH7N7型インフルエンザワクチンおよび、H7N3型インフルエンザワクチン(不活化スプリットワクチン)の臨床試験において、通常の6倍量(90μg=0・09mg)のワクチンを2回接種しても、血清抗体応答がほとんど認められなかった。さらには、2013年に発生した中国におけるH7N9型鳥インフルエンザウイルスに感染した患者の、回復期の血清の抗体価は低い。

ウイルスの遺伝子の解析からも、H7N9型鳥インフルエンザウイルスの主要抗原であるHAおよびNAには、T細胞エピトープが、ほとんど存在しないことが示された。キラーT細胞やヘルパ

－T細胞依存性の抗体応答が悪いことも強く示唆される。従って、従来のワクチンと同様の方法でつくったH7N9型インフルエンザワクチンの効果は低いことが予想される。

しかし、実際に人においてワクチンの免疫誘導能が低いか否かについては未知の問題であり、臨床試験の成績を待つしかない。

高齢者へのH7N9型ワクチン投与の懸念

高齢者は一般に、過去に流行したウイルスに対する免疫がある。2009年のH1N1新型インフルエンザウイルスによるパンデミックの際には、ほとんどの成人から高齢者までが、過去にH1N1新型インフルエンザウイルスと類似のH1N1ソ連型季節性インフルエンザに感染した経験があり、H1N1新型ウイルスに対して基礎的な免疫記憶をもっていたので、一部の慢性基礎疾患のある患者を除いて、これらの年齢層の感染患者は軽症にとどまった。この免疫記憶がH1N1新型ウイルスに対しても、交叉性に感染防御免疫として作用したと考えられている。

これに対して、2013年に発生したH7N9型鳥インフルエンザでは、中年から高齢者に患者が集中し、かつ重症化している。過去に獲得した何らかの交叉性免疫が、H7N9型鳥インフルエンザウイルスに対しては、感染防御に働くのではなく、むしろ逆に、ウイルスに感染すると、H7N9型鳥インフルエンザウイルスに対する免疫アレルギー反応を強く誘導して、かえって病態を悪化させる可能性も指摘されている。この点から高齢者へのワクチン接種への懸念がぬぐいきれない。

これについては、50年以上前に小児に対して使用された不活化麻疹(はしか)ワクチンや、不活化RSウイルス(乳幼児の代表的な呼吸器感染症で感染力が強い。気管支炎、肺炎の原因となる)ワクチン接種後の副反応問題が思い出される。これらのワクチン接種で誘導された免疫は、感染防御ができなかったばかりか、感染すると、既存の免疫がアレルギー反応を起こし、重症の肺炎などをもたらしたのである(免疫病理機構とよばれる)。同様の機序は、熱帯・亜熱帯に広く分布するデングウイルスの感染でも認められる。デングウイルスには4つの血清型が存在し、カ(蚊)の吸血で感染するが、いずれも初感染ではデング熱という比較的予後のよい発熱性疾患である。しかしその後、異なる血清型のウイルス感染を受けると、デング出血熱という重症の病気となることがあり、これが交叉性の免疫記憶によって起こることが明らかにされている。

もしこのような機序が、中国の高齢のH7N9型鳥インフルエンザ患者で働いているとすると、H7N9型インフルエンザワクチンの接種によって、かえって病気を悪化させてしまうことも懸念される。したがって、この作業仮説の検証も必要であろう。

H7N9からH5N1へ

2013年10月時点で、H7N9型鳥インフルエンザウイルスについて、以上の懸念が証明されているわけではないが、もしパンデミックが起こってからでは対応は間に合わない。そこで、効果の低いワクチンを無駄に接種することのないように、また不活化麻疹ワクチンや不活化RSウイルスワクチンにおける苦い教訓を繰り返さないためにも、H7N9型インフルエンザワクチンの開発と接種には、慎重な対応が必要である。ワクチン製造の原料となるウイルスが入手できたからといって、すぐにでもワクチン接種が可能となるわけではないことを理解し、このような状況を踏まえたパンデミック対策を準備することが必要である。

H7N9型鳥インフルエンザウイルスが、今後どのような事態を引き起こすかは、2013年10月の現時点では予想不可能である。しかし大切なのは、最悪のシナリオを想定して、それに対して十分に対応できるように、事前準備を進めることである。甘い予想に基づく不十分な準備のために、「想定外」の事態に対応できず、膨大な被害を出してしまった福島第一原発事故の教訓を生かさねばならない。

一方、最近、日本ではほとんど話題にも上らなくなったが、H5N1鳥強毒型インフルエンザの脅威を忘れてはならない。2003年以来ずっと継続して広範囲の鳥の中で維持されている。

現時点では、H5N1型鳥インフルエンザウイルスよりもH7N9型鳥インフルエンザウイルスの方が、パンデミックを起こす可能性は高いとされている。しかし、いったんパンデミックが起これば、健康被害の大きさと社会・経済活動に対する影響は、H5N1型インフルエンザの方がはるかに大きいと予想される。従って、2013年に発生したH7N9型インフルエンザの脅威を機会に、パンデミック対策の本命ともいえるH5N1型インフルエンザに対する事前準備と緊急対応の再構築について、十分な検討とその実施が必要である。このことは、第3・4章でくわしく述べる。

2　ＭＥＲＳコロナウイルス

ＭＥＲＳコロナウイルス

２０１３年春以降、中東地域でコロナウイルスの人への感染事例が相次いで報告されている。重症な肺炎などの呼吸器症状を呈し、２０１３年10月24日現在の報告では、確定した感染者数は少なくとも１４４名(図２-１)。そのうちの死亡者数は62名にも上り、致死率は４割という重症疾患である。感染患者の多くが、重症肺炎とともに急性の腎不全を併発していた。

これは、新型コロナウイルスの感染による急性の呼吸器感染症である。この新型コロナウイルスは、２００３年に世界各地で感染患者を出したＳＡＲＳ（サーズ）コロナウイルスに近縁である。ＳＡＲＳでそうであったように、このウイルスが遺伝子の変異を起こし、人から人に効率よく伝播拡大するように変化し、パンデミックを起こす危険性があるとして、ＷＨＯは警鐘を鳴らしている。

この新型コロナウイルスは、２０１３年5月、国際ウイルス分類命名委員会により、Middle East respiratory syndrome coronavirus (MERS-CoV) と命名された。日本の厚生労働省は、ウイルスの名称をＭＥＲＳ（マーズ）コロナウイルス、感染症名を中東呼吸器症候群（ＭＥＲＳ）としている。

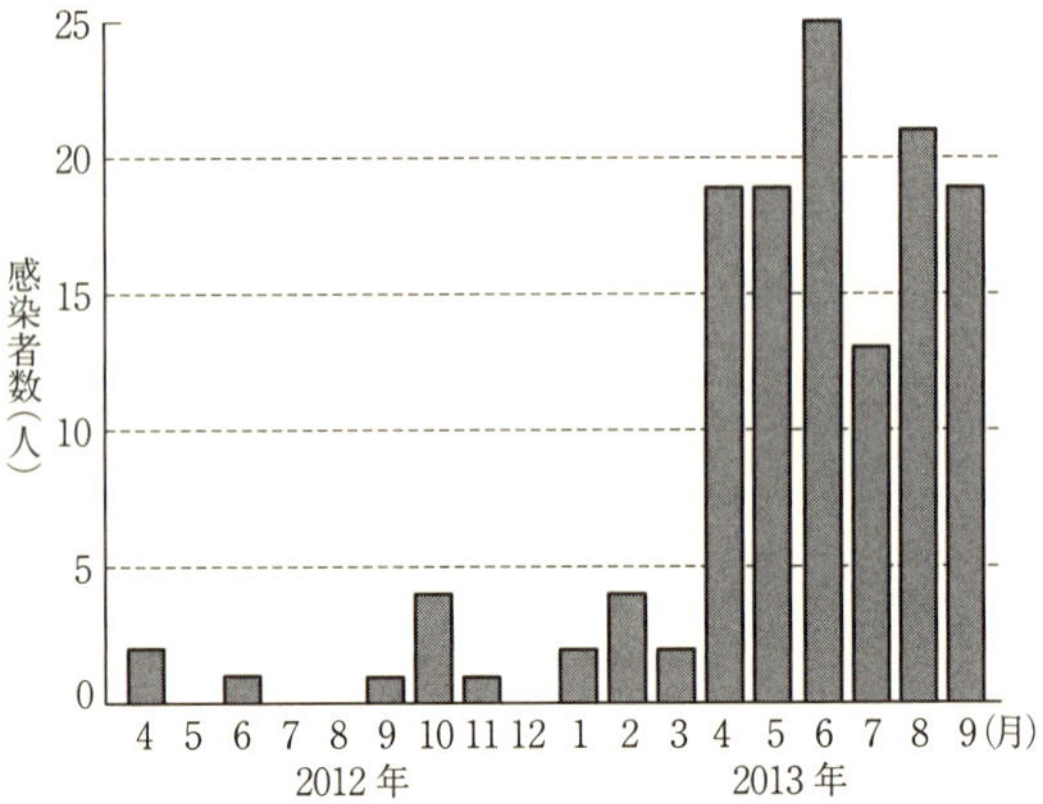

図 2-1　MERS コロナウイルス感染確定患者数（2012 年 4 月〜2013 年 9 月，10 月は 20 日までに 13 名が確定し，10 月 24 日現在の患者数は，合計 144 名となる）

コロナウイルスは、アルファー型、ベータ型などに分類されるが、ＭＥＲＳもＳＡＲＳも同じベータ型のコロナウイルスである。コロナウイルスは、動物や人に感染するが、人のコロナウイルスは、１９６０年代に初めて分離され、これまでにＳＡＲＳやＭＥＲＳのウイルスを含め、６種が同定されている、エンベロープ（コラム１）と、ＲＮＡを遺伝子の本体としてもつＲＮＡウイルスである。

この新たな感染症による最初の患者は、２０１２年４月のヨルダンでの死亡患者であったと推定されている。半年後にカタールからヨーロッパに移送された別の患者検体から、新規のコロナウイルスが発見された後に、さかのぼって確認された。このヨルダンで死亡した患者が入院した病院において、数名の医師と看護師もＭＥＲＳを発症していた疑いが高いことも、後から明らかとなり、院内感染が起こっていたことが推測されている。

同年９月以降、中東で感染し、ヨーロッパに帰国後にＭＥＲＳを発症した患者や、重症肺炎を発

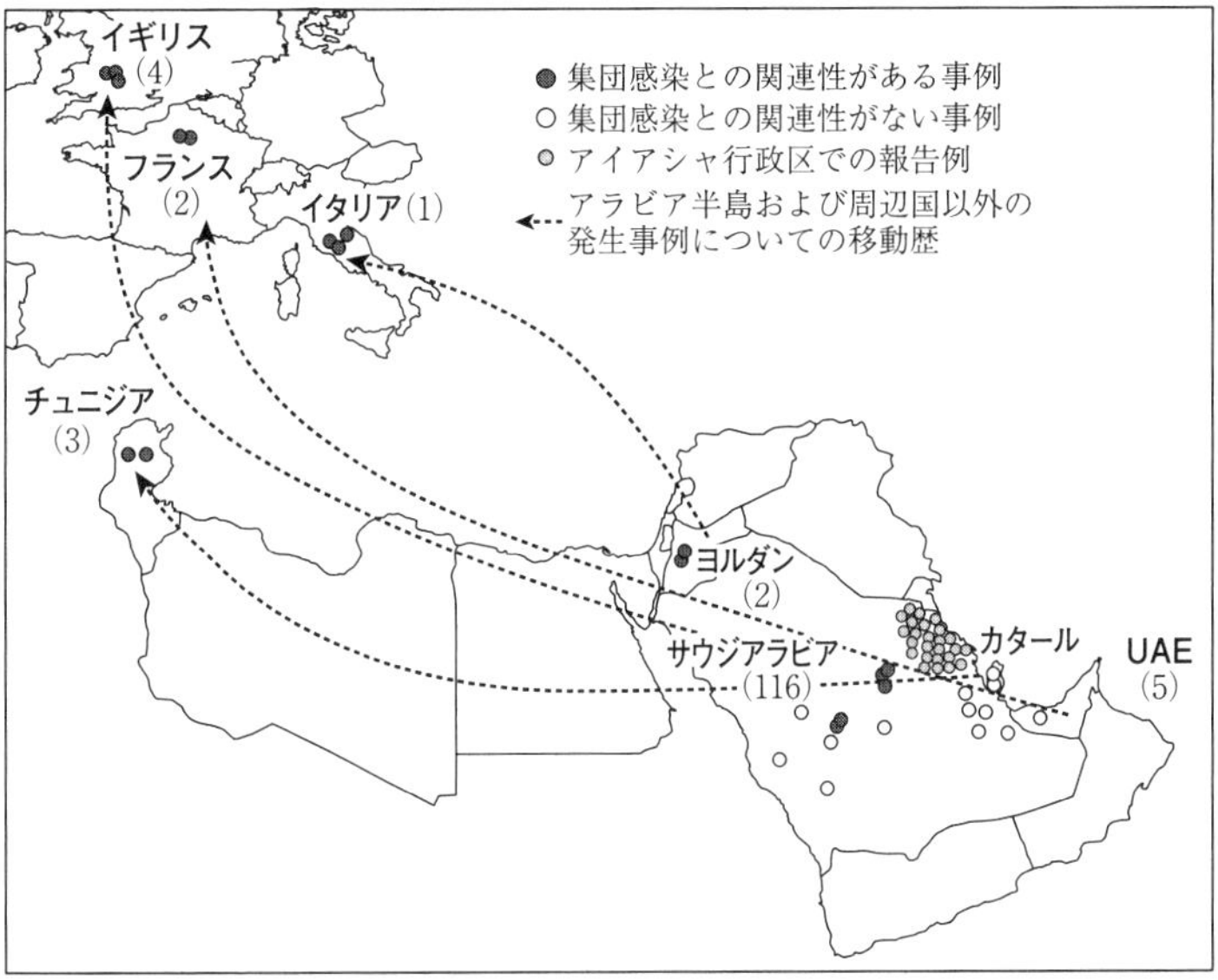

図 2-2　アラビア半島への渡航者と MERS コロナウイルスの拡散．●○◎は 2013 年 5 月の状況．ただし，イタリアの 2 例は 9 月 19 日に疑い例に再分類された．(　)内は 2013 年 10 月 18 日現在の感染報告数

症後に、イギリスやドイツなどの病院に転送されて、MERS発症と診断された患者などが、相次いで報告された。2013年になると、2月のイギリス、5月のフランス・チュニジア・イタリアでの発生と、アラビア半島からの渡航者による拡散が続く(図2-2)。これらの事例では、家族内感染や院内感染が起きているため、人から人への感染が起こっていると考えられるようになった。2013年の4月以降、患者発生数が急増した。このため、このMERSコロナウイルスがすでに人に連続的に感染伝播できるように変異を起こしており、今後大きな流行を起

こすことが心配されている。

その後、主にサウジアラビアからの報告が、過去にさかのぼってさみだれ式になされているので、新たな患者発生の報告は増加を続けている。しかし、ウイルスの自然宿主や人への感染源や感染経路をはじめ、臨床症状の全体像、原因や発生条件などの実態の多くは依然として不明である。そのため、人から分離したウイルスの遺伝子解析による性状の解明は進んではいるものの、具体的な対策が立て難いのが現状である。また、予防ワクチンも、ＭＥＲＳコロナウイルスに効く治療薬も開発されておらず、現時点での患者の治療は対症療法のみである。

ＳＡＲＳの再出現か?

コロナウイルスといえば、２００３年前半に急速に世界各地に拡大した重症急性呼吸器症候群(Severe Acute Respiratory Syndrome＝ＳＡＲＳ)流行の記憶がよみがえる。ＳＡＲＳは当時、新たに発見されたＳＡＲＳコロナウイルスの感染により引き起こされ、新型肺炎ともよばれた。２００２年11月に中国・広東省で散発的に発生してから、晩冬に中国南部に感染を拡大し、翌２００３年2月には、香港のホテルを起点として短期間のうちに世界各地にウイルスが拡散、流行が拡大した。とくにベトナムでは院内感染が起こり、大きな健康被害が出たが、ＷＨＯの情報提供に基づく強力な支援によって、比較的早く解決に至った。

一方、初期に情報を隠した中国では、その後、各地に流行が波及し、北京では市内の3分の1を封鎖せざるを得なくなった。ＳＡＲＳでは、一人の感染患者から周囲の大勢の人に感染伝播させるスーパースプレッダーと呼ばれる感染患者が、各地での流行拡大の大きな要因となった。さらに、ＳＡＲＳコロナウイルスを取り扱った実験室で起こった感染事故により、感染が拡大する事態も生じた。しかし、治療薬やワクチンが存在しなかったにもかかわらず、ＷＨＯを中心に世界各国が、患者や感染が疑われる患者の隔離などの厳しい防疫対策を実施した結果、ようやく夏になって制圧宣言が出された。それまでに世界中で確定された事例からは、８０９８人が感染し、７７４人が死亡、致死率は約10％とされる。

ＳＡＲＳは、発熱、筋肉痛、頭痛、悪寒等の症状をもって発症する。発症後５～７日で肺炎などの重症な呼吸器疾患、急性呼吸窮迫症候群等に発展、25％程度の患者に下痢などの消化器症状が認められる。ＳＡＲＳコロナウイルスは便中からも検出され、接触感染を起こす原因ともなった。感染者の２～３割が集中治療室（ＩＣＵ）管理となり、60歳以上では重症化するリスクが上がった。

原因となったＳＡＲＳコロナウイルスは、中国南部のコウモリを自然宿主とするウイルスに起源をもつと推定されている。このウイルスが突然変異によって、人に重症肺炎を起こし、また人から人へ効率よく感染・伝播が起こるように変化したものであると考えられている。過去においても、このようなウイルスが何回も、人に感染・伝播したことがあったと推定される。しかし、いずれも地域限定的な風土病として終始していたのであろう。ところが21世紀の地球では、人の生活様式の変化、とくに高速大量輸送の発達による移動の規模、スピード、距離が、格段に大きくなったことで、短期間に全世界に拡大することになったと考えられる。

WHO事務局長最大の懸念

感染流行に見舞われた多くの国においては、SARSの経験が、感染症の爆発的流行における教訓として、地球レベルでの健康危機管理体制の構築、強化に生かされてきた。WHOや感染各国におけるパンデミック・インフルエンザ準備対応計画の推進、中国における感染症監視体制の整備や、迅速な情報共有への方針転換など、その成果ははかりしれない。

一方、幸運にも、日本国内ではSARS流行は起こらなかった。そのために、SARSの教訓は日本国外の話となり、経験が共有されることはなく、多くは風化してしまった。たとえば台湾から来日した医師が、帰国後に感染していたことがわかり、滞在していた関西地方に強い緊張が走ったことが、どれだけの人の記憶に残っているだろうか。また、香港や中国などの多くの在留邦人が、本国からの支援のないまま、どれだけ不安な日々を過ごしたことか。これらの教訓、反省が、その後の健康危機管理問題の検討に生かされることは、ほとんどなかったといっても過言ではないだろう。

これに、2009年のH1N1新型インフルエンザ・パンデミックが軽微であったことも加わり、2012年以来の中東でのMERSや中国のH7N9型鳥インフルエンザに対する危機感が、欧米諸国に比べて希薄であることは否めない。さらに、H5N1型インフルエンザなど、最悪のシナリオが想定される新型インフルエンザの大流行に対する国の事前準備・緊急対応に関しても、科学的知見や合理的な検討が軽視され、非常に甘い想定と実効性を伴わない教条的な机上の計画となっている。感染症危機管理の問題点については何回も強調しておきたい。

ＳＡＲＳコロナウイルスと同様に、ＭＥＲＳコロナウイルスも、流行拡大やパンデミックを起こす可能性が懸念された2013年5月、ＷＨＯの年次総会で、マーガレット・チャン事務局長は「現在、私にとって最大の懸念は新型コロナウイルスである。一つの国だけで対処できるものではなく、全世界への脅威の一つである」とスピーチしている。中国でのＨ７Ｎ９型鳥インフルエンザウイルス感染者の増加が続き、新たなパンデミックが懸念されるなかで、中東発のＭＥＲＳコロナウイルスの脅威が指摘されたのである。しかし、このチャン事務局長のスピーチは、日本のマスコミではほとんど取り上げられていない。ＳＡＲＳを忘れている多くの日本人には、現在、ＭＥＲＳの新たな脅威が警告されていることもまた、伝わっていないのが現実のように見える。

チャン事務局長は、香港の返還移行期の１９９７年に香港で起こった強毒型のＨ５Ｎ１型鳥インフルエンザ流行の際には、イギリス領時代から引き続き香港衛生当局の責任者であった。このときには、情報公開を積極的に進めて流行を封じ込め、Ｈ５Ｎ１型インフルエンザのパンデミックを防いだと称賛された。その後、２００３年のＳＡＲＳ流行当時にも、香港特別行政区の衛生部局の責任者であった。しかし、ＳＡＲＳの流行では、中国政府による情報隠蔽などによって対応が遅れ、世界的な感染拡大と多くの死亡者、さらに社会・経済活動にも大きな影響をもたらすこととなった。

その結果、世界的な批判の標的とされた苦い経験をもつ。チャン事務局長の発言には、これらの教訓に裏づけられた、公衆衛生行政官としての責任の重みが感じられる。

新型コロナウイルスの感染報告

時は２０１２年9月にさかのぼる。サウジアラビアに旅行中に、軽度の呼吸器症状を示したカタール国籍の男性が、帰国後に重症の肺炎と急性の腎不全を併発して、カタールの首都ドーハの病院に入院した。その後、呼吸不全と腎不全になり、救命設備をもつ小型ジェット機で、ロンドンの病院に緊急輸送された。ロンドンでは呼吸を体外式膜型人工肺に完全に依存することとなり、高度治療が続けられたが半年後に死亡した。

この患者検体から検出された、病原体は、同２０１２年6月に、アラブ首長国連邦（ＵＡＥ）のアブダビで発症していた患者のウイルスと同じ、新型コロナウイルスであることがわかった。このアブダビで発症していた患者は60歳のサウジアラビア在住の男性で、発熱と咳、息切れとともに急速に重症肺炎が進行し、急性呼吸窮迫症候群および多臓器不全症候群で死亡していた。しかし、この患者に濃厚に接触した者の中には、同様の症状の患者発生はなかった。

新型のコロナウイルスは、このアラブ首長国連邦のアブダビで発症していた患者がサウジアラビアに移送され、検体がサウジアラビアからオランダ・ロッテルダム大学に送付されて発見された。このウイルスは、ＳＡＲＳコロナウイルスとは近縁ではあるが、遺伝的に区別される。コウモリを宿主とする別のコロナウイルスに、より近縁な新規のウイルスであることが報告されていた。9月に発症し、ドーハの病院からロンドンに移送されたカタール人患者の検体に見つかったウイルスの遺伝子は、このサウジアラビア在住の患者の肺組織から分離されたウイルスと、99・5%の相同性をもっていた。

表2-1　新型コロナウイルス報告の経緯

2012年	4月	ヨルダンの病院内で集団感染，2名が死亡
	9月	新型コロナウイルスをUAEとカタールで確認
	11月	サウジアラビアで最初の家族内感染
2013年	2月	イギリスで家族内感染
	3月	UAEへの旅行後にドイツで発症した患者の発生
	4月	サウジアラビアで医療従事者の集団感染
	5月	フランスで医療従事者の集団感染

しかし後になって、サウジアラビア在住の患者より2カ月前の2012年4月に、ヨルダンの病院内で発生した集団感染で、死亡していた2名の患者から採取されていた保存検体(2検体)に、同ウイルスが同定された(表2-1)。WHOが把握していた最初の事例より数カ月前に、すでに集団感染が起こっていたのである。このヨルダンの事例では、確定症例(死亡)が2名あり、これがMERSコロナウイルス最初の感染患者とされる。疑い症例も11名あり、そのうちの10名が医療従事者だった。さらに、WHOへの感染者数の報告には含まれないが、軽症患者の存在も推定された。

その後、サウジアラビア、エジプト、チュニジアなどの中東・地中海地域で発症したり、発症後にヨーロッパに移送されたり、また中東への旅行から帰国後に発症した症例が、イギリス、ドイツ、フランス、イタリアなどから相次いで報告されている。このように、中東地域で発生したＭＥＲＳは、発生初期において中東地域では、患者の探知や報告がなされずに、感染者がヨーロッパに移送されたり、帰国したりしたあとに、そこでウイルスが同定され、解析が行われたという特異な経過をたどった（表２-１）。

２０１２年４月から２０１３年10月18日までに確認された、ＭＥＲＳ感染患者１３９例のデータによると、感染者は、男女比が１・５対１・０と男性がやや高く、年齢は２～94歳と幅広く、中央値は53歳である。半数以上が何かしかの基礎疾患をもっていた。小児の感染は０～９歳が４名、10～19歳が７名と、少ないのが特徴である。報告例の16％は、医療従事者である。患者からの感染に加えて、医療スタッフ間の感染も疑われている。10月20日までに報告された感染患者の多くが、重症の肺炎となって入院し、そこでＭＥＲＳと診断されたケースである。しかし、少なくとも21例（15％）の感染例については、軽症ないし、症状を呈していないことが確認されており、全体像は不明な点が多い。人から人への感染伝播例も多数確認されているが、その効率は依然として高くないとされている。

感染報告数は、国別では２０１３年10月24日現在、確定例１４４名（うち死亡62名）で、サウジアラビアが最も多く１２１名、次いでアラブ首長国連邦５名、カタール５名、イギリス４名、チュニジア３名、ヨルダン２名、フランス２名、イタリア１名、ドイツ１名である。感染者のうち３名はサウジアラビアへの旅行者であり、院内感染は３名である。２０１３年10月20日の時点では、総数が１４６名に増えているが、日本国内での患者は報告されていない。

MERSコロナウイルス感染者の症状

確定症例のすべてが呼吸器症状を呈し、ほとんどが重症な急性呼吸器症状で入院を要している。急性腎不全を伴う場合が多いのも特徴である。重篤なウイルス性肺炎に加えて、生体応答が過剰に起こるサイトカインストームによって、急性呼吸窮迫症候群や多臓器不全を起こし、低酸素血症に対する体外式膜型人工肺や、腎不全に対する血液透析を必要とした。その他、消費性血液凝固障害、心膜炎などが報告されており、また患者の多くが下痢などの消化器症状を伴っている。

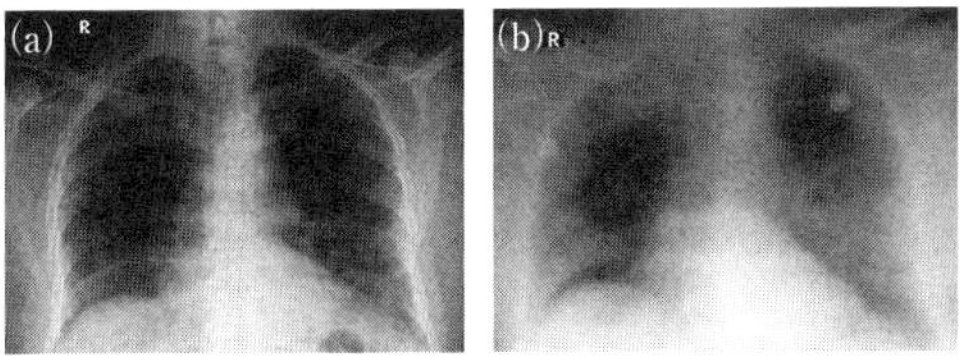

図2-3　最初の患者の胸部エックス線写真．(a)は入院時の写真．両側の肺で肺門血管の影(白い部分)が増加している(左側＝写真では向かって右側がより顕著)．気管支と肺に影が強く出ている．中央部と肺下部において複数の斑状混濁がみられる．(b)は入院2日後の写真．斑状だった混濁は合流し，より密になっている

ここで、これまで報告されたいくつかの症例を示そう。２０１３年４～５月に、サウジアラビアで発生した集団感染では、25名の感染者と14名の死亡者が出た。感染者は、わかっている人で、男性18名に対し、女性14名で、年齢は14～94歳、年齢の中央値は58歳である。ほとんどの症例で併存疾患がある。最初に発生した患者の大多数が、一カ所の医療機関に集中していることから、院内感染か、家族内感染が考えられる。２０１２年春から２０１３年９月25日までのＷＨＯに報告さ

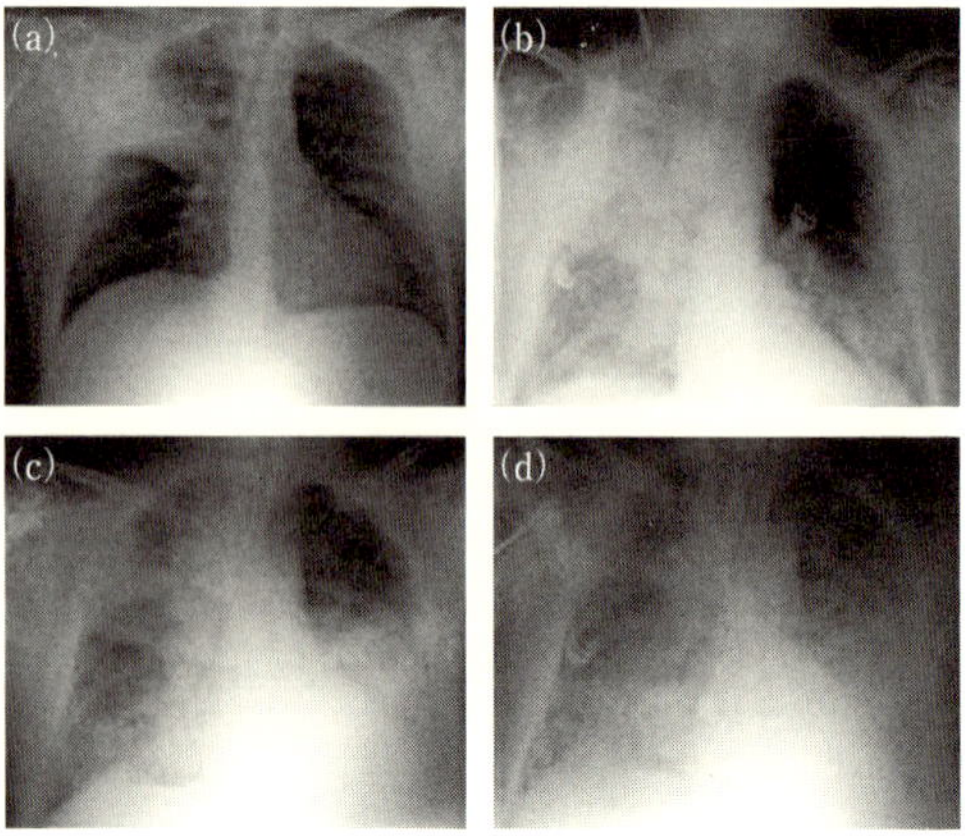

図2-4　2次感染の患者の胸部エックス線写真．(a)は病気の発症1日後．右上葉(写真では左上)に統合がみられる．(b)は発症4日後．右下葉の統合がすりガラス様に不透明化している．(c)は発症7日後，(d)は発症9日後．両肺にすりガラス様に陰影がある

れた133症例のMERS確定例では、14の集団発生があり、感染経路のわかる129例のうち、33例(26%)は院内感染の可能性があった。

ヨルダンで発生した患者は、アラブ首長国連邦のドバイを9日間訪れた後の2012年3月に発症した。患者には腎移植歴があり、まず、発熱、悪寒、下痢などの消化器症状が発症した。2日後には肺浸潤が著明となり(図2-3)、4日後には呼吸困難となって、発症36日で呼吸不全と腎不全で死亡している。

この患者と同じ病室にいた男性が院内感染を受け死亡していたことが、後に痰からMERSコロナウイルスが検出されたことでわかった。この患者の胸部エックス線写真を図2-4に示す。この二次感染例から、潜伏期間は9~12日間と考えられる。そのため、患者との接触者に対する観察期間を2週間にすべきと考えられている。さらに、これらの患者と接触していた数名の医療スタッフが、発症したり死亡したりしていた疑いがあることが、1年以上経ってから明らかにされている。

これらは確認はされていないため統計には入っていないが、院内感染によると考えられている。呼吸器から血流を介してウイルス感染が全身臓器へと広がる可能性が強く疑われているが、患者の多くがイスラム教徒であるために、宗教上の理由から死亡患者の解剖検査がほとんど行われておらず、詳細な病態についての情報が得られていない。

これらのようなMERS患者の臨床像は、2003年に中国南部を起点として世界各地に拡大したSARSと共通する点が多い。しかし、中東諸国の諸事情から、その全体像の解明は遅れており、各国の関係者の間に焦燥感が広がっている。2013年10月20日の時点では、感染者との濃厚接触者への感染は多数確認されてはいるが、幸いにも、それを超えて、さらに感染が拡がった例はほとんどなく、また、社会に継続的な感染・伝播の拡大を示す報告は、どの国からもない。サウジアラビアを中心に、感染患者数は増加し続けているが、2013年6～9月までの致死率は、それまでの45％から、27％に低下している。これは、軽症例が多数確認されはじめたためと考えられている。

MERSにおけるスーパースプレッダーの可能性

アラビア半島や近隣諸国に渡航し、帰国後2週間以内に呼吸器疾患、肺炎などの重篤な急性の気道感染を発症した場合や、そのような患者と濃厚に接触した場合（患者の看護や治療を行った者や、旅行者と一緒に生活したり、訪問をしたりした者）には、MERSコロナウイルスの感染が心配される。

ヨルダンの集団感染に関する報告によると、医療機関に入院していた患者の間で、ＭＥＲＳコロナウイルスの感染伝播が容易に起こったことが示されている。最初に入院した肺炎患者から同じ病室の患者に感染・伝播が起こり、この患者は肺炎を起こした。この二次感染した患者は、さらに7名の入院患者にウイルスを感染させ、その感染を受けた患者も少なくとも1名に伝播させた。このように、この医療機関で集団感染が拡大したと推定されている。

２００３年にＳＡＲＳが感染拡大を起こした背景には、多くの人への感染源となったスーパースプレッダーとよばれる患者がいたことが、各地で指摘されている。２０１３年9月時点では、ＭＥＲＳに関してはスーパースプレッダーの存在は確認されていない。また、ＭＥＲＳの基本再生産数（ＲＯ）は、これまでのところ0・69と、ＳＡＲＳのそれ（0・80）より低い。ＲＯは1人の患者がウイルスをうつす人数で、1より大きければその感染症は拡大し、1より小さければ収束する。しかし、スーパースプレッダーが原因と考えられる、多数の人をまき込んだ集団発生例もあり、今後、一気に感染患者が増加する可能性がある。

感染が疑われる者からの検体の採取

感染患者の一部には、ポリメラーゼ連鎖反応（ＰＣＲ）法という高感度のウイルス遺伝子検査方法を用いても、鼻咽頭拭い液からは、ＭＥＲＳコロナウイルスが検出されなかった場合もある。しかし、これらについても、下気道の検体（気管支・肺胞洗浄液や拭い液、喀痰など）では検出された例も少なからず報告されている。フランスの2名の患者症例では、鼻咽頭サンプルでは陽性と判定できなかったが、気管支・肺胞洗浄液と喀痰でウイルスが検出された。したがって、通常の季節性インフルエンザとは異なり、MERSコロナウイルスのウイルス検査には、鼻咽頭からの検体のみならず、気管支・肺胞の洗浄液、下気道の拭い液や喀痰、気管吸引サンプルなど、異なる部位からの複数の検体について検査することが望ましい。また、血液、尿、便からもウイルスが検出されているので、これらの検査も望まれるが、診断における有用性は確定していない。

SARSでは便からもウイルスが検出されたが、尿からは検出されていない。これに対してMERSでは、尿からもウイルスが検出されている。腎不全を合併する患者が多いことから、腎臓に感染している可能性も指摘されている。また、適切な下気道サンプルが採取できない場合には、鼻咽頭洗浄液や、急性期、回復期のペア血清(急性期と回復期の抗体上昇の比較)が、補助的な検査として検討されている。なお、血清診断については、対照として用いる陽性血清(回復期の患者血清)の入手や標準化が難しく、まだ一般化していない。

MERSの臨床的な特徴や感染経路、リスク要因などが確定されていない現段階では、標準的な予防対策に加え、接触感染や空気感染などの対策がとられることになるが、新たな知見の集積によって、これらの対策は変更されていくものと考えられる。

ＭＥＲＳコロナウイルスの自然宿主と人への感染経路

前述したように、ＭＥＲＳコロナウイルスの自然宿主や人への感染経路はいまだ明らかではない。散発的に発生している患者が、どこからどのように感染したかは不明である。軽症患者や不顕性患者が少なからず存在することも明らかになり、人から人への継続的な感染があると推定されてきたが、その感染経路となると、明らかになっていない。サウジアラビアの一家族で5名が感染し、うち3名が死亡した痛ましい事例によって、人から人への感染伝播の可能性は高いとされるものの、ＭＥＲＳコロナウイルスに感染した未同定の哺乳類動物からの感染・伝播も否定はできていない。

とはいえ、この中間宿主となる哺乳類は同定されていない。ＭＥＲＳコロナウイルスと近縁とされるＳＡＲＳコロナウイルスは、元来はコウモリを宿主としたコロナウイルスと考えられていることは前述した。それが２００２年後半に中国南部において遺伝子変異を起こして、ジャコウネコなどの哺乳類に感染できるようになり、最終的に人から人へ伝播できる能力を獲得して大流行を起こしたと考えられている。

問題となっているＭＥＲＳコロナウイルスについても、ウイルスの遺伝子に基づく系統樹解析からは、コウモリのウイルスが起源とも推定されている。とくに、アフリカ南部のコウモリで検出されたコロナウイルスとは、遺伝的に非常に近縁であるという報告もある。しかし、現時点で、コウモリにＭＥＲＳコロナウイルスは見つかっていない。

一方、人と接触のあるさまざまな動物について、コロナウイルスに対する血清抗体の調査が行われた。その結果、アラビア半島南東端のオマーンで調べたヒトコブラクダの100%が、MERSコロナウイルスと強く反応する抗体をもっており、さらに大西洋のスペイン領カナリア諸島やエジプトのラクダの一部でも抗体が検出されている。

血清抗体は近縁なウイルスとも交叉反応を起こすので、抗体検査のみでは結論は出ない。とはいえ、多くのラクダがMERSコロナウイルス(または近縁ウイルス)に感染していることを示唆しており、ラクダがMERSコロナウイルスの人への中間宿主である可能性が注目されている。しかし、患者の多くでは、ラクダやコウモリとの接触歴は明らかではない。現実には、今後の調査・研究の集積を待たねばならない。

早期に人から人への感染・伝播の有無を検知し、MERSコロナウイルスに感染するリスクの高い地域を確定することは、この新型コロナウイルスの感染源を封じ込め、感染経路を断って、人への感染拡大を防ぐという、有効な感染症対策をとる上で必須の作業である。そのためには、潜伏期間や臨床症状、経過などの臨床の特徴の特定や、ウイルスの暴露様式、感染経路や伝播効率などの、疫学的な特徴を把握することが必要とされる。

軽症例や不顕性感染例の存在が明らかになり、感染者による感染拡大が疑われる以上、中東地域と関連する重症肺炎患者のみに標的を絞って注意喚起をするだけでは、十分に対応できないことは当然である。しかし、不顕性感染者を見つけ出すことは不可能に近い。そこで、検査と監視能力の限界を考慮して、これらを明らかにするためには原因不明の肺炎や、急性呼吸窮迫症候群の集団発生事例、呼吸器疾患で入院した患者の診療に当たった医療従事者、通常ではみられない臨床症状をとった患者などについては、MERSの可能性も疑ってみる必要がある。可能性が否定できない場合には、念のために検査を、広く実施する必要があるだろう。

MERSコロナウイルス感染のリスク評価とWHOによる対応

軽症の感染者は、自らが移動し、感染源となってウイルスの拡大に導く可能性がある。軽症者が多いとすると、高速大量輸送という社会背景とともに、世界的な流行に移行しやすい状況をつくることとなる。

これに加えて、さらなる懸念材料がある。感染者が増加し、人から人への感染も認められる状況の中で、7月にはイスラム教の聖地メッカへの小巡礼、8月にはラマダン(断食期間)、10月には大巡礼と、サウジアラビアのメッカ周囲に大勢の信者が集まる宗教的な行事が執り行われる。7月の小巡礼には100万人が、10月の大巡礼では300万人以上の熱心な信者が、世界中から参加するといわれる。メッカの近くの都市タイフでは、感染者が発生している。人が集まり移動することで、MERSコロナウイルスに感染し、その感染者が帰国することで世界各地にウイルスを拡散することを、WHOをはじめ各国の保健担当者たちは懸念している。

そのため、WHOは、国際保健規則に基づいて、事務局長の諮問機関である緊急委員会を組織した。メンバーは、2009年のH1N1新型インフルエンザの際とは異なって、全世界から、コロナウイルスや感染症・公衆衛生の専門家数名に加えて、中東諸国の保健行政責任者などが指名された変則的なものであり、政治的配慮がうかがえる。7月初旬に数度の電話会議が開催され、現時点で入手できるすべての情報をもとに、リスク評価と今後の対処方針について検討が行われた。その結果、現状は国際的な公衆衛生上の脅威となる緊急事態には該当しないと判断され、WHO事務局長はこの報告を受け入れた。断食期間や巡礼時期を控え、イスラム諸国における政治や、宗教上の事情に配慮した妥協的な判断と評価されているが、WHOは当面、国際保健規則に基づいた強い対応を控えることとなった。

一方、WHOはMERS感染を疑われる患者や確定患者について、確認後24時間以内にWHO地域事務局に報告することを求めている。しかし、2013年10月20日の時点では、感染拡大が差し迫った状況ではないと判断し、MERSに対する入国地点での特別なスクリーニングも、渡航や貿易の制限も推奨していない。このような状況にあっては、ヨーロッパで起こったような、中東地域からの帰国者によるウイルスの国内侵入が、日本でもいつ起こっても不思議ではない状況にあることは、認識しておく必要がある。

なお、サウジアラビアからロッテルダム大学に送付された検体より発見されたウイルス（42ページ）は、ただちに世界中の研究機関に分与されて、さまざまな研究や診断薬の開発に用いられた。2003年のSARS発生時に比べて、その対応は格段のスピードアップであるが、その背景には10年間の科学・技術の進歩がある。

しかし一方で、検体をロッテルダム大学に送ったサウジアラビアのウイルス検査担当者は、後に、勝手に海外の研究者に検体を渡して国益を損ねたとの理由により、保健副大臣によって解職され、さらに逮捕状が出されたため国外逃亡するという事態に陥っている。

サウジアラビア側は、国内事情である感染症拡大をめぐる議論が、先進国主導で進められることに対する感情的な不快感に加えて、ウイルスの所有権と知的財産権を理由に、その後のＭＥＲＳに関する情報提供や、国際協力には後向きな態度を示した。そのため、ＭＥＲＳに関する情報が不足し、リスク評価や対策も、不十分な状況が続いた。

２００６年のインドネシアによるＨ５Ｎ１型鳥インフルエンザウイルスの所有権をめぐる議論と同様に、発展途上国と先進国の間の南北問題がその底流にある。国際的な感染爆発の脅威への対応と、各国の国益とのバランスの間で、ＷＨＯは再び厳しい舵取りを迫られている。

イスラム教徒のメッカ巡礼への対応

このような事情もあったが、感染者数が圧倒的に多いのはサウジアラビアである。サウジアラビア当局は、当初は前述の事情のほか、風評被害などを懸念して、情報共有や調査活動に消極的だったが、国内での流行拡大を認め、国際的な感染拡大防止に協力的な態度に変わりつつある。その結果、小巡礼、大巡礼の参加者へのビザの支給期間を15日間に制限している。また、毎年60万人以上の巡礼者を送り出すインドネシア政府や、アメリカ疾病対策予防センター（ＣＤＣ）、在米サウジアラビア大使館は、高齢者や妊婦、子ども、不治の病にある者は、２０１３年に予定している巡礼を延期すべきと注意をよびかけている。

さらにＷＨＯは、その感染拡大を防ぎ、健康被害を最小限度にとどめるために、サウジアラビアへの旅行などの渡航制限を関係各国に勧告するのか否か、重大な決断を迫られている。一歩間違えれば、宗教活動や当該国の内政干渉ともなりかねない問題であり、国際機関として正念場ともいえよう。その後、8月から9月にかけて、サウジアラビアを中心に多数の感染患者が報告され、さらにラクダやコウモリが自然宿主、または人への中間宿主である可能性が示唆されてきた。

10月の大巡礼を控えた9月23日に、第2回のＷＨＯ緊急委員会の電話会議が行われた。しかし、この場でもリスク評価の大筋は変わっておらず、特段の追加対応は勧告されなかった。ＷＨＯには、イスラム教の大巡礼という重要な宗教行事と国際保健とのバランスが問われており、議論の透明性とともに、その見識と判断が注目される。

日本においても、２０１２年後半からのヨーロッパ諸国におけるＭＥＲＳ輸入例に応じて、ＭＥＲＳウイルスに対するウイルス学的な診断体制を確立している。しかし、国内では、ＭＥＲＳに対する認識も準備についても、諸外国に比べて大幅に遅れている。大巡礼を前にして、２０１３年9月中旬にサウジアラビアのリヤドで開催された「大量の人が集まる事態への対応」に関する国際会議には、日本からの出席者はひとりもいなかった。欧米諸国はもとより中国ほか東南アジア各国から、保健行政、公衆衛生、ウイルス学などの多くの専門領域におよぶ30人以上の参加者があったことに比べて、大きな落差を感じざるを得ない。幸いにも２００３年のＳＡＲＳの際に患者発生を経験しなかったことが、かえってその教訓を生かすことができず、感染症の健康危機に対する感覚が麻痺してしまっているとしか思えない。

3　H5N1型強毒性インフルエンザ

地球上最大規模の人獣共通感染症

A型、B型、C型があるインフルエンザウイルスだが、季節性インフルエンザとして、毎年人の社会で流行するのはA型とB型で、C型ウイルスはほとんど問題にならない。季節性インフルエンザの対策として、ワクチンの接種が推奨されるが、毎年晩秋に供給されるインフルエンザワクチンは、その年の冬に流行が予測されるA型インフルエンザウイルス2株と、B型ウイルス1株(現在、2株のB型ウイルス株が検討中である)から製造されている。

日本をはじめ、温帯地域では冬季にインフルエンザの流行がある。亜熱帯地域では雨季を中心に年2回の流行がある。熱帯地域では流行のピークはなく、年間を通じて患者が発生する。温帯地域については、南半球の流行期は北半球の夏に当たる。毎年、インフルエンザワクチンのウイルス株の選定は、このようなインフルエンザウイルスの地球規模での感染流行状況を総合的に検討して行われる。

インフルエンザワクチンが毎年製造され、多くの人が接種するのには理由がある。毎年の季節性インフルエンザでも、たとえば日本では、その1シーズンに人口の1割程度の人がウイルスに感染、発症して医療機関を受診し、数千人から多い年には3万人もの死亡者が、高齢者を中心に発生している。毎年流行して、日本でも万単位の人数の死亡者を出す感染症は、インフルエンザだけである。

一般には予防ワクチンを接種すれば、感染を免れると誤解されているが、現行のインフルエンザワクチンは、感染を完全に阻止することはできない。しかし、感染者の重症化を阻止し、死亡する確率を下げる効果が見込まれている。この、毎年多くの死亡者を出して流行するインフルエンザの健康被害を小さくするために、ワクチンの接種が勧められているのである。

そもそもインフルエンザは人だけでなく、人獣共通感染症である。その感染規模は、地球最大である。鳥インフルエンザ、豚インフルエンザ等の名前はよく耳にするが、その他、自然界では、ウマやネコ、イヌ、アザラシやクジラ、さらには最近コウモリにも感染することが明らかになっている。

インフルエンザウイルスは、表面にスパイク状に並ぶHAの18の亜型（H1〜H18）と、NAの10の亜型（N1〜N10）とで区別される（コラム1）。自然宿主である水禽類のカモやハクチョウでは、NAの10の亜型すべてとHAのH1〜H16の16の亜型のインフルエンザウイルスが保持されている（H17とH18はコウモリが保持している）。

人獣共通の感染症であるのは、同じインフルエンザウイルスが、動物の種を越えて他の種に感染することがあるためである。具体的には、鳥インフルエンザが人に感染したり、豚インフルエンザが人に感染したりする、ということである。種を越えて感染が繰り返された場合には、人の社会に対して、季節性インフルエンザとは別の、新たなインフルエンザの健康被害のリスクが生じてくる。

新型インフルエンザと季節性インフルエンザ

鳥インフルエンザや豚インフルエンザが、偶発的に人に感染することが繰り返されると、鳥やブタのインフルエンザが遺伝子の変異を起こし、人から人へと感染・伝播を容易に繰り返すように変化して、人の中で大流行を起こすことがある。すでに述べたように、このようなインフルエンザを「新型インフルエンザ」とよぶ。もともとが、鳥やブタといった動物のインフルエンザであるために、地球上のほとんどの人は免疫をもっていない。そのため、ひとたび新型インフルエンザが発生すると、大陸をまたいだ大流行である「パンデミック」となる。

新型インフルエンザには、地球上のほとんどの人が免疫をもっていないので、すべての人が感染する可能性がある。主に新型インフルエンザ感染患者の咳やクシャミなどの飛沫や飛沫核(エアゾール)を吸い込むことによって感染が急拡大し、同時期に莫大な数の感染者が発生するのが新型インフルエンザの特性である。とくに人口密度が上がり、高速大量輸送が可能となった現代の都市では、その伝播拡大は過去のパンデミックに比べて格段に速いと考えられる(表3-1)。

このため同時期におびただしい数の患者が発生して、医療現場に押し寄せる。医療従事者は患者から感染を受ける危険性が高い。大勢の医療従事者が休むことになれば、まず、医療サービスから

表 3-1　新型インフルエンザウイルスの感染拡大シミュレーション(国立感染症研究所の試算)

1 日目	1 人の日本人が海外出張で新型インフルエンザに感染
3 日目	感染に気づかないまま帰国，東京近郊の自宅に帰宅
4 日目	東京・丸の内の勤務先に電車で出社し，発症
8 日目	首都圏の感染者：約 8600 人 京阪神，名古屋，福岡，仙台などに拡大
9 日目	首都圏の感染者：約 3 万 3000 人 札幌，沖縄にも拡大
14 日目	全国の感染者：約 35 万 8000 人

破綻する可能性が高い。また、職場では病欠による欠勤者が相次ぎ、企業等の社会・経済活動にも大きな影響が出る。その結果として、社会機能の維持が困難となり、二次的な被害も続出する。このため、基本的な社会機能の維持に必須であるライフライン関連企業や自治体の危機管理担当部署を中心に、広く新型インフルエンザ流行時の事業継続に関わる行動計画等を作成しておくことが必要となる。

新型インフルエンザは国民の6割から7割が免疫を獲得するまで、いくつかの波が押し寄せるように流行を繰り返す。新型インフルエンザの流行は第一波、第二波と表現されるが、それはこのためである。

免疫は、ウイルスの感染によってできる場合と、予防ワクチンの接種によって獲得する場合とがある。流行の波が過ぎ去ったとしても、いずれかの方法で新型ウイルスに対する免疫を獲得しない限り、個人にとっての感染・発症のリスクはつきまとう。新型インフルエンザの脅威は結局、免疫をもつまでは終わらない。

新型インフルエンザが大流行を起こし、国民のほとんどが感染するかワクチンを接種するかして免疫をもつと、季節性インフルエンザとなってゆく。毎年、ウイルスは少しずつ遺伝子の突然変異を起こし、抗原変異(小変異)を起こして抗原性を少しずつ変化させながら、日本では冬季に流行を繰り返すようになる。

新型インフルエンザの大流行が起こると、多くの場合、それまで毎年繰り返して流行していた季節性のA型インフルエンザウイルスは駆逐されて、人の世界から消えていく。残っているのは、人工的に保管された大学や、研究所などの施設の超低温冷凍庫の中のみ、ということになる。しかし、新型インフルエンザの流行の規模がそれほど大きくなかった場合などでは、従来の季節性インフルエンザウイルスが完全には消失せず、新型ウイルスに由来する新たな季節性インフルエンザウイルスと共存して、ともに流行を繰り返すこともある。1977年に出現したソ連型インフルエンザウイルス(H1N1)は、1950年に流行したウイルスが再出現したものであり(研究室に冷凍保存されてあったウイルスが、実験中の事故で人に感染したとされている)、大きな流行とはならなかった。そのため、それまで流行していた香港型ウイルスを駆逐できなかったものと考えられる。2009年のパンデミック(H1N1)2009ウイルスは、それまでのソ連型にとって代わったが、香港型ウイルスを追い出すことはできなかった。現在のA型の季節性インフルエンザウイルスとしては、1968年以来の香港型(H3N2亜型)と2009年以来のパンデミック(H1N1)2009が共存するということになる。

強毒型と弱毒型の鳥インフルエンザ

新型インフルエンザの起源となる鳥インフルエンザウイルスには、低病原性（弱毒型）と高病原性（強毒型）の2種類がある。

ほとんどの鳥インフルエンザは弱毒型で、鳥の呼吸器と腸管に局所感染を起こす。多くは不顕性感染にとどまり、感染した鳥は症状を示さない。一方、H5亜型とH7亜型の鳥インフルエンザでは、ニワトリなどで流行中に、本来の弱毒型のウイルスが遺伝子の突然変異によって強毒型の鳥インフルエンザに変化する場合が多い。自然界でのニワトリにおいては、このような鳥インフルエンザウイルスの強毒化が起こったとしても、その周囲の感染した鳥が死亡するだけで、感染はそれ以上拡大せず、大きな問題とはならなかったであろう。しかし、何万羽というニワトリが、鶏舎にすし詰め状態で飼育されている現代の養鶏産業では、いったん、強毒型ウイルスが出現すると、ウイルスは高密度に存在するニワトリの間で次々と伝播・維持され、感染は拡大していく。さらに、ニワトリの出荷による移動で遠くに運ばれ、ウイルスも一緒に世界中に拡がってしまう。

強毒型ウイルスは、ニワトリやシチメンチョウ、ウズラなどに全身感染を起こし、2日程度でこれらを100％殺す高い病原性をもつ。致死的な全身感染を起こす性質から、このような強毒型鳥インフルエンザは「家禽ペスト」とよばれていた。

この強毒型鳥インフルエンザの代表的なものが、H5N1型鳥インフルエンザである。H5N1型鳥インフルエンザは、1997年に香港で18名の感染者を出し、そのうち6名を死亡させた。強毒型鳥インフルエンザが鳥から直接人に感染し、3割もの高い致死率を呈したこの香港の事例は、当時、インフルエンザの研究者たちを震撼させた。この強毒型の鳥インフルエンザウイルスが、人に偶発的な感染を繰り返すうちに、人から人へと効率よく連続的に感染を伝播させる性質を獲得し、それが新型インフルエンザとして世界的な大流行を起こした場合には、莫大な数の死亡者が出ることが想定されたのである。このため、香港政府は1997年末の3日間で、香港中の家禽140万羽すべてを殺処分し、中国本土からの家禽の輸入も2カ月間停止した。強毒型鳥インフルエンザウイルスの人への感染源となる鳥を駆除したのである。この対策は功を奏し、香港での感染者の報告は止まった。

この香港で流行を起こしたH5N1型強毒性鳥インフルエンザウイルスは、中国南部の鳥の中で、他の鳥インフルエンザウイルスと遺伝子の交雑を繰り返しながら、維持され続けていたものと推測されている。1年前の1996年の弱毒型ウイルスが、直近の起源と考えられているが、このウイルスの起源が解明されることはなかった。カモやアヒルなどの水鳥にはこの強毒型ウイルスが感染しても、なぜか不顕性にとどまることが多い。そのため、感染した鳥が見つかりにくいことが理由であろう。

感染患者の増加と特徴

そして2003年、中国南部を起点として世界的な流行拡大をもたらしたSARS（重症急性呼

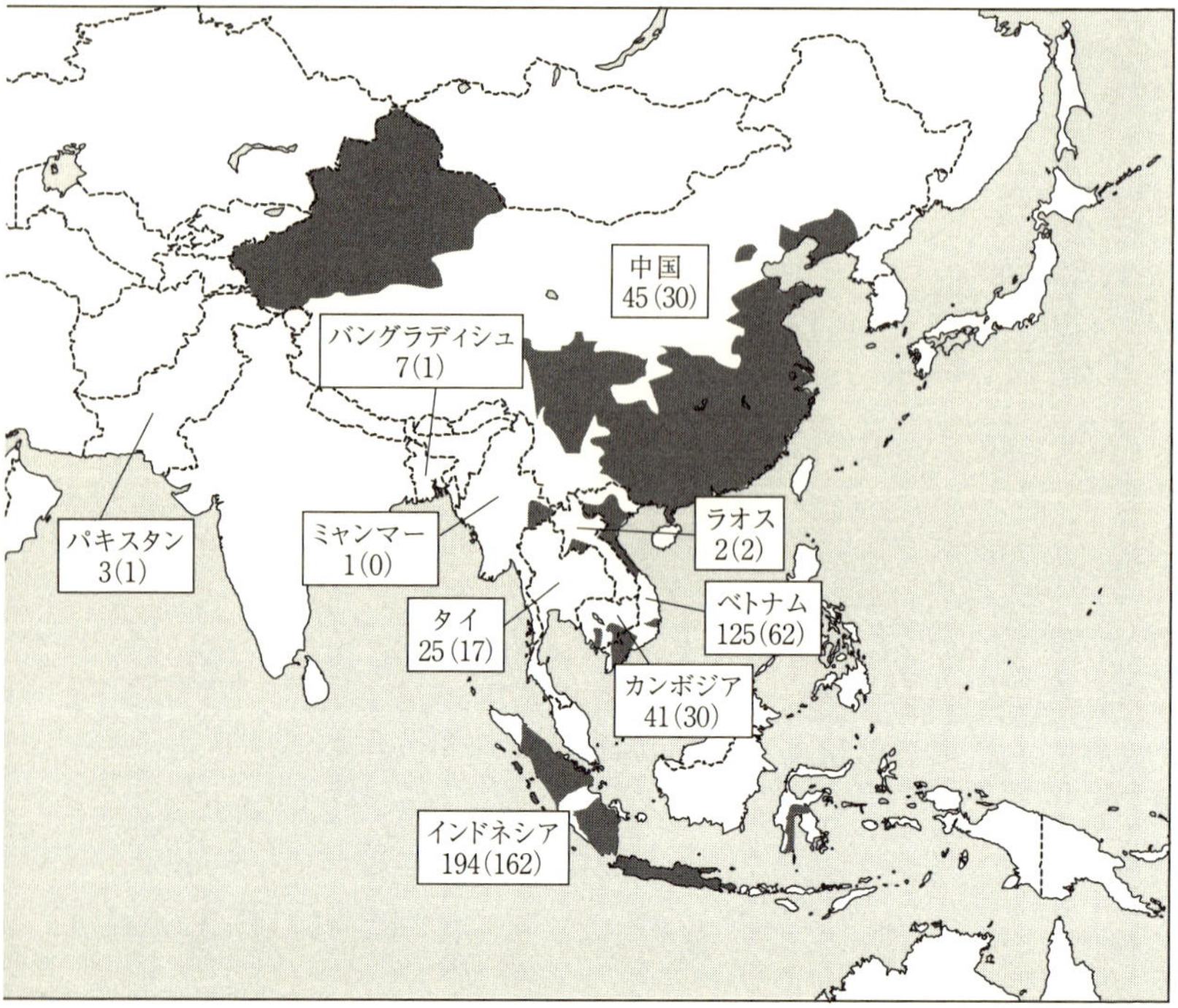

鳥インフルエンザ感染患者発生分布(2013 年 10 月まで).

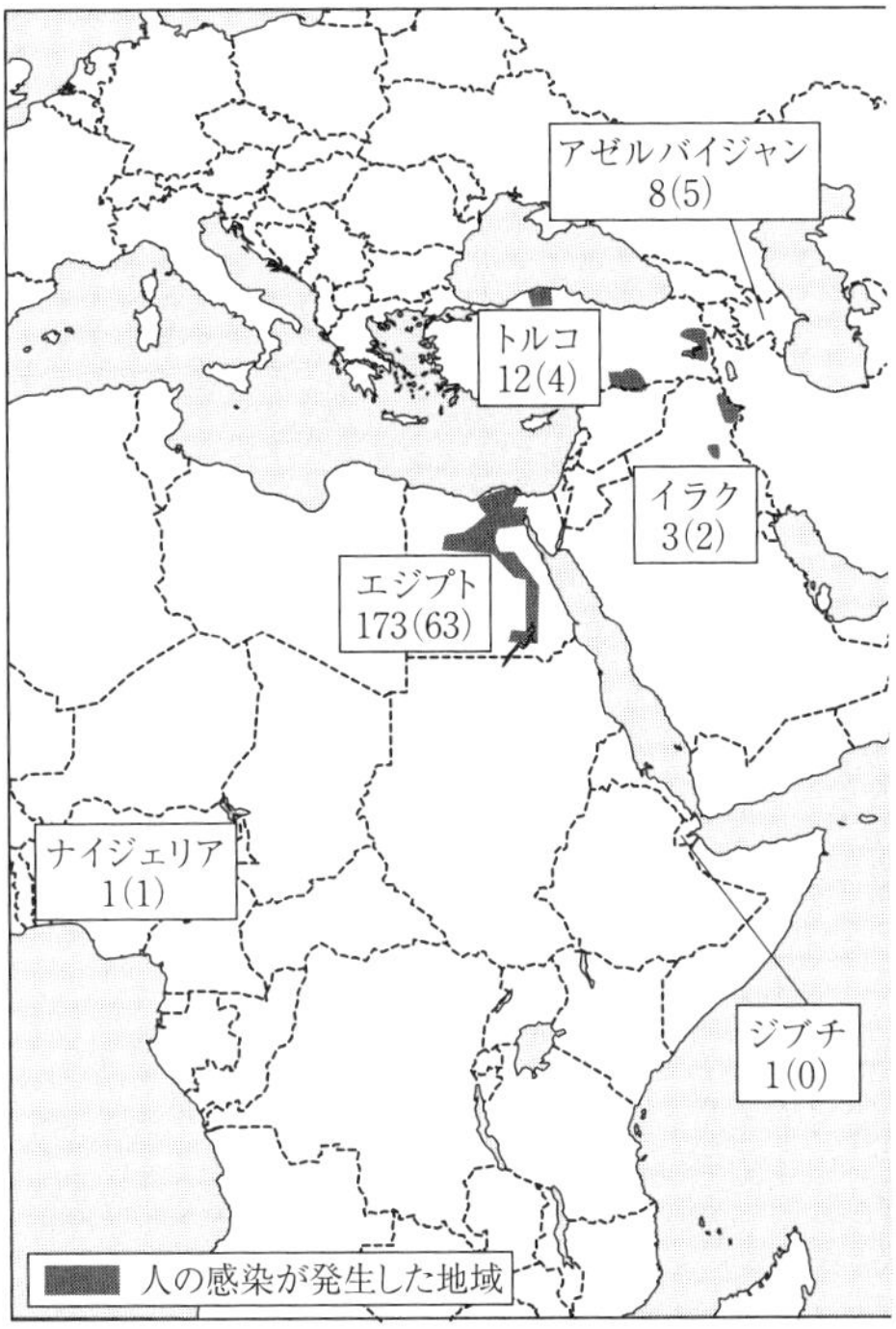

図3-1　2003年後半以降のH5N1型
数字は感染者数.（　）内は死亡者数

吸器症候群）の終息と入れ代わるように、ベトナムを中心として、Ｈ５Ｎ１型強毒性鳥インフルエンザが再出現した。２００３年以降、東南アジアや中国を中心に、さまざまな鳥の間に流行が拡がり、さらにシベリアから中東、ヨーロッパ、北アフリカの鳥へと流行が拡大していった。感染・伝播効率は悪いものの、これらの鳥から人へも偶発的にウイルスが感染し、重症肺炎などを起こして、多くの死亡者が発生している（図３-１）。ＷＨＯが公式に確認しているだけでも６４１人の感染患者が報告されている（２０１３年10月20日現在）。

Ｈ５Ｎ１型強毒性インフルエンザウイルスは、人に対しても強毒性である。ウイルスは血流中に

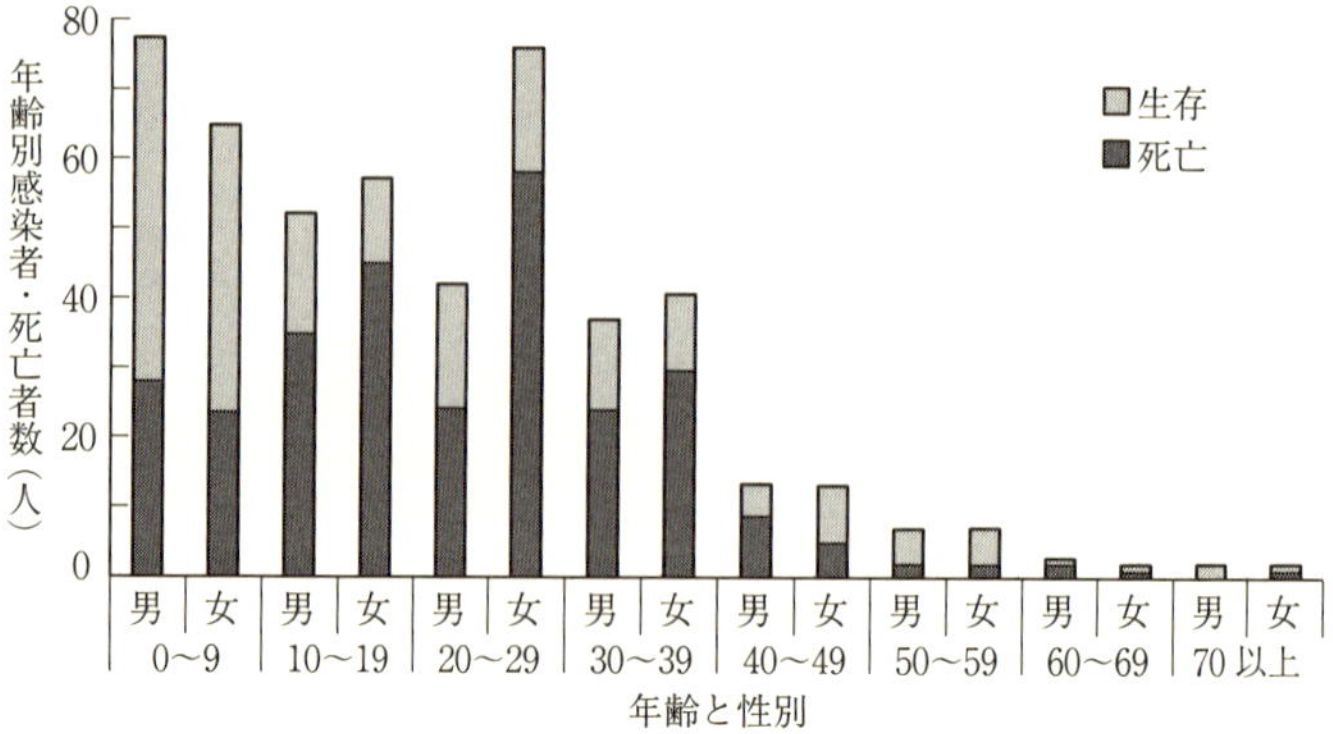

図 3-2 H5N1 型鳥インフルエンザウイルス感染者の死亡者と生存者の年齢分布(2011 年 2 月まで，総数 496 人)

入って全身感染を起こし、さらにウイルス感染に対する生体防御応答の過剰反応（サイトカインストーム）を引き起こして多臓器不全をもたらす場合が多く、患者の約6割が死亡している。２０１１年2月までのデータでは、感染患者の90％以上が小児と40歳未満の若年成人であり（図3-2）、とくに10代や20代の致死率は高く、７割を超えている。早期に適切な治療をしない場合には、ほとんどの感染者が死亡している。

また、高齢者に健康被害の多い季節性インフルエンザとは年齢分布が大きく異なっている。ウイルスはインフルエンザウイルスではあっても、人における病気としては、呼吸器の局所感染にとどまる通常のインフルエンザの重症例や肺炎併発とはまったく異なる、致死率の高い重篤な病気である。高病原性鳥インフルエンザという法律用語が、大きな誤解を招いている。後に述べるが、この区別は、大変重要である。

世界規模の感染拡大

１９９７年、香港でのＨ５Ｎ１型鳥インフルエンザ流行の際に、すべての家禽を処分するという強い対策が強行された背景には、鳥インフルエンザ問題の本質への正しい理解があった。単に養鶏産業の問題ではなく、人の新型インフルエンザ対策であるという点を、行政と家禽業者が正しく理解しており、その上で財政的な支援があったからこそ実行可能であった。

しかし、現実に同様なことがおこったときに、多くの発展途上国では、家禽の大量処分や経済補償などが、財政的に困難である場合が多い。また一部のアジア諸国では、ニワトリを殺処分する代わりに、家禽に鳥インフルエンザワクチンの接種が行われている。しかし、現在の鳥用ワクチンの接種は、鳥でのインフルエンザ発症は抑えるが、ウイルスの感染を完全には防止できずに不顕性感染をもたらす。また、ウイルスの排泄をゼロにはできない。そのためワクチンを接種された鳥は、症状を示さないままにウイルスを排泄して、かえって感染を拡げることになる。その結果、Ｈ５Ｎ１型鳥インフルエンザウイルスは、東南アジアやエジプトで土着化してしまい、根絶することが不可能となってしまった。さらに、渡り鳥などがこのようなウイルスを遠隔地に伝播し、感染を拡大しているというのが現実である。

現在では、Ｈ５Ｎ１型鳥インフルエンザウイルスは、東南アジアや東アジアにとどまらず、アフリカ、中東、ヨーロッパと、世界中の広い地域の鳥に流行が拡大し、ここでも一部の地域に土着化している。この非常に病原性の高い、Ｈ５Ｎ１型鳥インフルエンザから人の新型インフルエンザが発生した場合には、過去に経験のない「強毒性新型インフルエンザ」となって、未曽有の健康被害と社会的混乱を起こす危険性が想定される。

2003年の出現以来、現在もH5N1型鳥インフルエンザウイルス感染者は跡を絶たない。ところが、2009年のブタ由来の新型インフルエンザ(H1N1)2009の騒ぎがおさまった後では、海外で感染者や死亡者が発生しても、もはや国内ではほとんど報道されることはなく、一般の人はその実態を知らされていない。H5N1の問題はとっくに終わっていると誤解している人が、ほとんどではないだろうか。

H5N1型鳥インフルエンザが再び感染者を出し始めた初期に、多数の患者が出たベトナム、タイなどでは患者の報告数が大幅に減っているのに対して、エジプトでは近年、多数の小児感染者が発生している。小児患者の多くは回復しており、そのために致死率は低くなっている。感染が疑わしい小児に対しては、ウイルス学的検査の結果を待たずに抗ウイルス剤などの早期治療が行われるようになったことが、致死率の低下の原因とされている。

一方、カンボジアでは、2013年以降、感染者数が増加傾向にあり、その多くが死亡している。2013年1月より10月20日までの期間だけでも20名の感染があり、うち11名が死亡と、実に致死率60%に迫る勢いである(2012年のカンボジアでの感染者数は3名であった)。また、インドネシアでの致死率も8割を超えている。これには、患者の発見、診断、治療の開始時期が、大きく影響していると考えられる。

全身感染と免疫過剰反応

H5N1型鳥インフルエンザウイルスに感染した患者の多くは、非常に進行の速いウイルス性肺炎を起こしている。図3-3に、死亡した2名の患者の胸部エックス線写真を示す。いずれも肺が白くなっていることで、急速に急性呼吸窮迫症候群が進行し、ウイルス感染が肺胞領域に拡大する

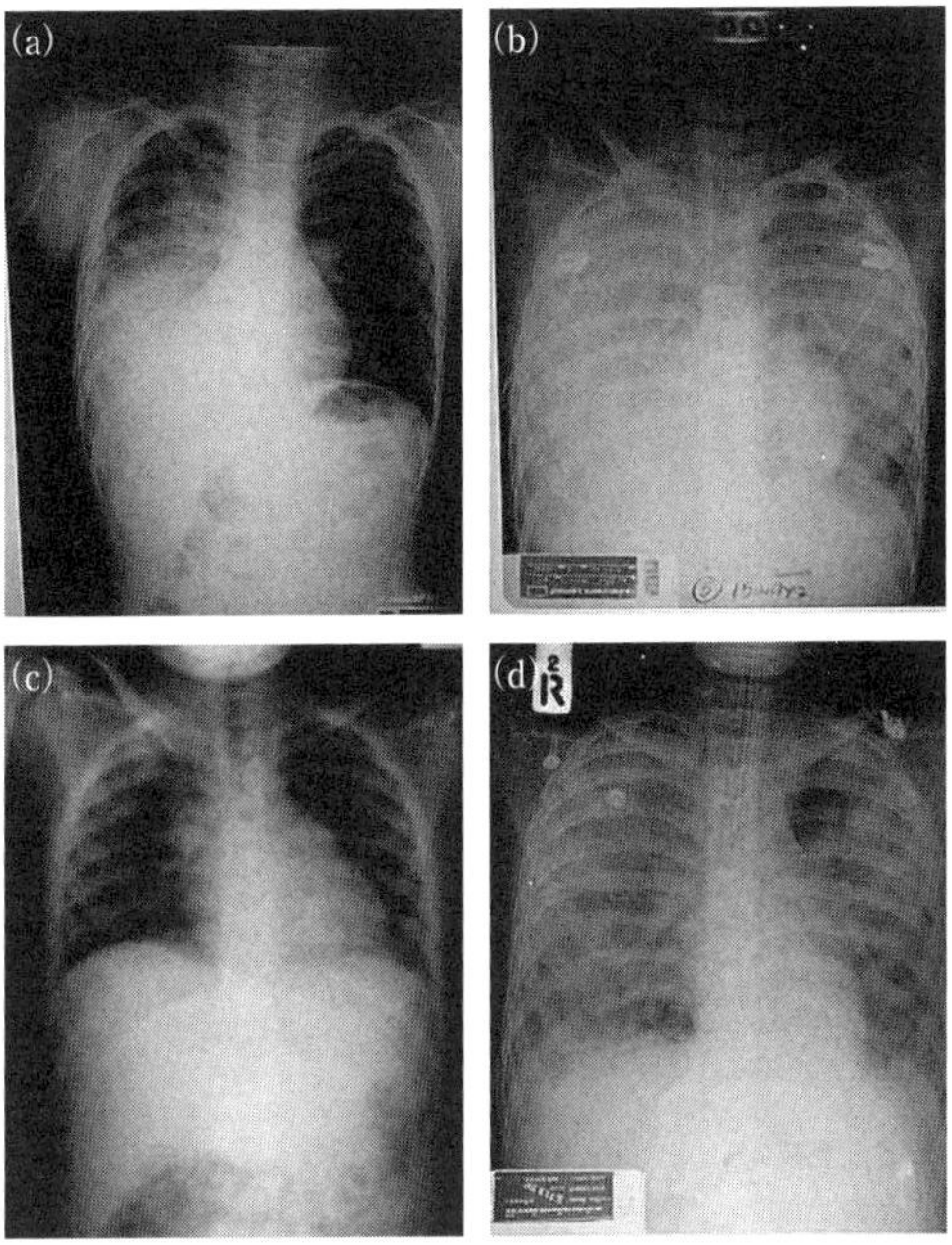

図3-3　H5N1型鳥インフルエンザに感染し，急性呼吸窮迫症候群を起こして死亡した2名のタイの患者の胸部エックス線写真(Emerg. Infect. Dis. J. 2005)．(a)・(b)は同一人物のそれぞれ発症5日後と9日後，(c)・(d)は別な人物のそれぞれ発症4日後と6日後．いずれも短期間のうちに悪化していることが，白い影の広がりでわかる

とともに、サイトカインストームが起こっていることがわかる。これは、弱毒型の季節性インフルエンザで、高齢者や基礎疾患をもつ患者などに見られる二次性の細菌性肺炎とはまったく異なった病態である。

さらに、H5N1型強毒性鳥インフルエンザウイルスは、肺などの呼吸器に局所的に感染するだけではない。鳥だけではなく、人を含む多くの哺乳動物も、致死的な全身感染を起こし、強毒性を示す。2007年の中国での解剖病理検査によると、ウイルスは肺だけでなく、リンパ節、小腸上皮、脳の神経細胞など、呼吸器以外の多くの臓器でも増殖(具体的にはウイルスの遺伝子であるRNAの転写、複製、タンパク質合成)している。驚くことに、妊婦が感染した場合には、胎盤組織にも感染し、さらには胎児の肝臓や肺でもウイルス感染が確認されている。

さらに中国疾病予防コントロールセンター(CDC)から報告された、41歳男性のH5N1型鳥インフルエンザウイルス感染者の病理解剖所見でも、ウイルス感染は呼吸器に限らず、脳、消化器、脾臓、腎臓など、ほとんどすべての臓器で認められている。この男性は、H5N1型鳥インフルエンザを感染・発症した鳥との接触歴があり、そこから感染したものと考えられる。発熱、重症肺炎、下痢などの消化器症状、意識障害、多臓器不全となって、発症8日後に死亡している。

このように、H5N1型鳥インフルエンザウイルス感染患者の多くは、重症肺炎、全身感染を起こし、多臓器不全となっている。H5N1型鳥インフルエンザウイルスは、まず呼吸器に感染し、肺炎を起こす。さらにそこから血液中に入ってウイルス血症を起こす。さらには血流を介して呼吸器以外の臓器にも感染が拡大する。その結果、下気道、肺から全身の臓器において、大量のウイルスが長期的に増殖することになる。

一方、H5N1型鳥インフルエンザウイルスが大量に増殖することに伴って、免疫応答などの防御をつかさどる、サイトカインやケモカインとよばれる生理活性物質の産生が過剰に起こる。これらがかえって自分自身のさまざまな細胞に障害を与えるサイトカインストームを起こし、その結果、回復不可能な多臓器不全となる。

サイトカインは、本来、ウイルス感染に対抗する宿主の免疫応答であるが、これが異常に強く起こった場合には、かえって多くの臓器に障害を与える。これがサイトカインストームである。この免疫系の異常反応は、急性呼吸窮迫症候群（ARDS）や多臓器不全を誘導するが、とくに免疫機能の活発な若年成人が、このような過剰反応を起こしやすいと考えられている。H5N1型鳥インフルエンザウイルス感染では、小児や若年成人に重症化や死亡例の多い理由が、ここにあるのかもしれない。

一方、高齢者では、患者発生の報告はほとんどない。高齢者は、以前に流行していたウイルスの感染によって、交叉性の防御免疫を獲得しているのかもしれない。東南アジアにおけるH5N1型鳥インフルエンザウイルスの感染により、大きな健康被害が出ているなかで、興味深い観察がある。全体の患者641名のうち約3割が集団感染（2名以上）であり、人から人への感染伝播が疑われている。このうちで、家族内伝播が確認ないし、強く疑われる例が54例あり、うち50例が血縁関係のある親族間での感染伝播であった。さらに、同じ血縁関係をもつ複数の親族が、まったく異なる時期に、独立した鳥から直接にウイルス感染を受けた例も、2例報告されている。これらの観察は、H5N1型鳥インフルエンザに対して感受性の高い何らかの遺伝的素因をもつ家系が存在していることを示唆している。この本体については、現在、研究が進められているが、ある特定の遺伝子におけるわずかな塩基配列の違いが関係している可能性がある。

他方、H5N1型などの病原性の高いウイルスの感染を受けた場合に、肺炎やサイトカインストームを伴って重症化しやすい人と、比較的抵抗性の高い人がいるが、これらの人の間には、遺伝子的な違いが認められるとの報告がある。これによると、インターフェロン(ウイルスに抵抗を示す生理活性物質で、サイトカインの一種)の作用に関連するある宿主の分子において、その遺伝子の特定の部位の塩基配列に違いがあり、ある塩基配列をもつ人は、インフルエンザウイルスに感染すると重症化しやすいという。さらに、このような遺伝子型は、とくに日本人に多くみられると報告されている。欧米人に比べて日本人の小児にとくに多く認められる、インフルエンザに伴う熱性けいれんやインフルエンザ脳症は、これらの遺伝子がかかわっているのかもしれない。幸いにも、これまで日本ではH5N1型やH7N9型鳥インフルエンザウイルス及び、SARSやMERSコロナウイルスの感染患者は見つかっていない。しかし、もし日本で発生した場合には、重症化や死亡の危険が高くなることも危惧される。

新興の全身感染の重症疾患

小児や若年成人を中心に致死率が6割のH5N1型ウイルス感染症は、これまでの人のインフルエンザとは病態が大きく異なる新しい重症疾患である。

通常の季節性インフルエンザでは、ウイルス感染は上気道の呼吸器上皮にとどまることは、すでに述べた。その症状は、発熱、全身倦怠感、筋肉痛、呼吸器症状など、お馴染みのインフルエンザ様症状を呈す。致死率は0・1%以下であり、高齢者や基礎疾患のあるハイリスク群といわれる人では重症化する危険性が高い。しかし、普段健康な若い人が、肺炎を併発したり、死亡したりすることはきわめてまれである。

繰り返すが、これに対しH5N1型強毒性鳥インフルエンザウイルスの感染による人の病気は、わたしたちが経験しているインフルエンザとはまったく別の、重症な全身感染症である。多くの人が誤解しているような、通常のインフルエンザの重症例などでは決してないことを銘記すべきである。そのためにはH5N1型強毒性鳥インフルエンザウイルスによる感染症は「インフルエンザ」とは別の名称で表記し明確に区別することで、通常のインフルエンザとはまったく異なる全身感染症であることを、強く印象づけることが必要であろう。予防、治療や感染対策においても、単に弱毒型インフルエンザの延長線として考えるのではなく、H5N1型ウイルスに関する新たな科学的な知見に基づいて構築していくべきであろう。この明確な区別を曖昧にしたままに、過去の弱毒型鳥インフルエンザ由来の弱毒性の新型インフルエンザや、その末裔である季節性インフルエンザの対策と共に論ずる限り、Ｈ５Ｎ１型鳥インフルエンザに由来するこの強毒性新型インフルエンザに対するリスク評価が適切になされることはない。

ここまで、Ｈ５Ｎ１型強毒性インフルエンザウイルスの病態が、これまでのインフルエンザと大きく異なるという認識を、一般に広めることの必要性を述べた。医学やウイルス学に忠実に科学に立脚し、Ｈ５Ｎ１型強毒性インフルエンザに対して正当なリスク評価をすべきと考える。そのために、少し専門的になるが、以下、Ｈ５Ｎ１型強毒性インフルエンザについての現在の科学的知見を述べる。

Ｈ５Ｎ１型鳥インフルエンザウイルスのブタへの感染拡大

図３-４に示すように、２０１３年10月現在においても、新たなＨ５Ｎ１型鳥インフルエンザ感染者と死亡者の数は減ってはいない。この感染者数、死亡者数は、厳密なウイルス学的検査に基づいて、ＷＨＯが公式に確認したもののみであり、氷山の一角に過ぎない。ウイルスの監視・検査体制が未整備な国や地域も多く、そこで感染者が発生しても、それは報告数に反映されない。また、さまざまな理由で、報告や報道の規制もある。鳥での流行も制御されておらず、２０１３年にはインドやネパールにおける、家禽での流行の報告もある。

さらに、インドネシアや中国では、家畜であるブタに、すでにこのＨ５Ｎ１型鳥インフルエンザウイルスが感染しているという報告がある。不思議なことに、ブタは強毒型であるＨ５Ｎ１型鳥インフルエンザウイルスに感染しても、不顕性感染にとどまる。そのために、ブタにおいては、Ｈ５Ｎ１型鳥インフルエンザウイルスの感染が目立たずに拡大する。ブタにおける継続的な感染伝播によって、Ｈ５Ｎ１型鳥インフルエンザウイルスが、同じ哺乳類である人への適合変化に向けて、大きく一歩踏み出した可能性がある。とくに、養豚業者等を中心に、人への感染の可能性も高くなることが懸念されている。

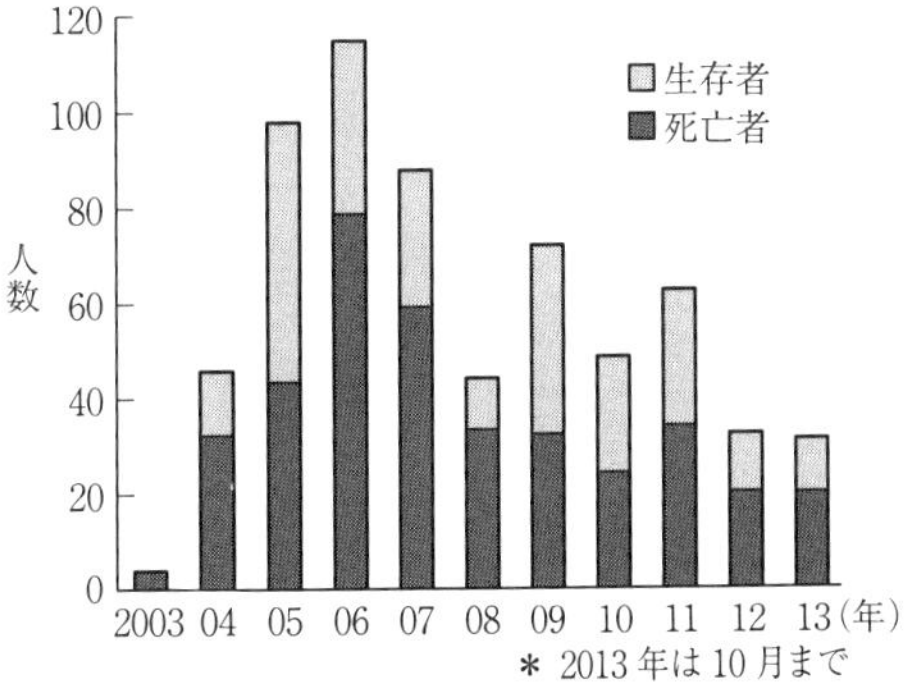

図3-4 2003年以降のH5N1型鳥インフルエンザ感染者のWHOへの報告数

また、ブタは、人のインフルエンザウイルスと鳥のインフルエンザウイルスの両方に感染することができる。両ウイルスがブタに同時に感染すると、ブタの中で遺伝子が交雑して、人型ウイルスの性状を獲得した強毒性のＨ５Ｎ１型の新型インフルエンザウイルスができる可能性が高まる。そしてすでに、インドネシアのブタからは、Ｈ５Ｎ１型鳥インフルエンザウイルスと、人の季節性インフルエンザのパンデミック(Ｈ１Ｎ１)２００９ウイルスとの交雑ウイルスも検出されている。２０１３年現在、新型のＨ５Ｎ１型強毒性新型インフルエンザ出現のリスクは依然として高い状況である。

遺伝子変異はどこまで進んでいるか

Ｈ５Ｎ１型鳥インフルエンザウイルスは、どこまで人型のインフルエンザウイルスに近づいているのであろうか。インフルエンザウイルス粒子の表面にある、ＨＡの受容体（レセプター）結合部位が、人の細胞表面に存在するレセプターに結合しやすい構造になっていることが、人型ウイルスへの変化に必要な要因である。鳥型インフルエンザのＨＡは、鳥型レセプターに結合しやすいが、人型のレセプターには結合しにくい。人においては、鳥型レセプターは肺の深い領域と目の結膜に分布している。そのため、鳥型ウイルスは人の上気道（のどや鼻）には感染しにくく、また人から人へは伝播されにくい。これに対して人型ウイルスは、人型レセプターが大量に分布している上気道に感染して増殖しやすい。じつは、人の細胞のレセプターへの結合能を高めるような変異は、現在、エジプトを中心に流行中のウイルスについては、すでに起きている。また、このようなＨＡレセプター結合特異性は、ほんの少数の突然変異によって起こってしまうのである。

一方、鳥の体温は42℃と、人のそれより高い。つまり、鳥型のインフルエンザウイルスがもつ遺伝子であるＲＮＡを、転写・複製する酵素（ＲＮＡポリメラーゼ）は、42℃で効率よく働く。この鳥型インフルエンザウイルスが、最初に結合して増殖する人の上気道の体温である34℃前後で効率よく増殖できるようになると、人での感染が成立しやすくなる。

ひとくちにＨ５Ｎ１型鳥インフルエンザウイルスといっても、増殖に伴って少しずつ遺伝子に変異が起こっており、いろいろな系統に分かれている。そのなかでもエジプトで流行している系統

（クレード2・2とよばれる）では、すでにウイルス増殖の至適温度の低下をもたらす変異が、その性質を規定するPB2遺伝子に起こっている。先に述べた人型レセプターに結合しやすくなった性質に加えて、もう一歩人への適合がさらに進んでいることを示している。

このようにH5N1型鳥インフルエンザウイルスでは、2003年以来、10年の間に人に感染しやすい性質を獲得するような変化が少しずつ起こって蓄積されている。2011年に、アメリカ・ウィスコンシン大学の河岡義裕教授（東京大学も併任）とオランダ・エラスムス大学のロン・フーシェ教授の二つの研究グループによって、現在のH5N1型鳥インフルエンザウイルスに対して、人型への変化に必要と考えられている既知の遺伝子変異を人工的に導入した実験が行われた。その結果、HA遺伝子にほんの数カ所（とくにエジプトで流行中の鳥型ウイルス（クレード2・2）の場合には1〜3カ所）の突然変異が起こると、効率よくフェレット（人のインフルエンザ動物モデル）どうしで飛沫感染が起こることが示された。すなわち、いとも簡単に人型ウイルスに変化してパンデミックを起こす可能性が証明されたのである。

これらの研究の重要な点は「H5N1型ウイルスは、人ではパンデミックを起こすことはない」との科学的根拠の乏しい希望的な予想を否定したことである。また、ウイルスが人型に変化した場合には基本的には強毒性の性状は、維持される可能性が高いことが示された。さらに現在のH5N1型鳥インフルエンザが、鳥の間で流行が続く限り、このような変異は簡単に起こる可能性があるのである。そして、HAの性質を規定する遺伝子に、さらにあとほんの数カ所の変異が起これば、人から人への感染・伝播性を高めて、新型インフルエンザウイルスになる可能性があることが報告されている。

コラム4　H5N1型鳥インフルエンザウイルス研究論文発表におけるバイオテロ悪用問題

河岡教授とフーシェ教授の研究成果は、それぞれ2012年夏に論文として科学専門誌に投稿されたが、バイオ・セキュリティに関する審査において大きな問題となった。アメリカのバイオ・セキュリティ国家科学諮問委員会(NSABB)が、バイオテロに悪用される可能性や、微生物試料の漏出・盗難などの危険性を指摘したのだ。NSABBは、2005年にアメリカの国立衛生研究所(NIH)と独立して設置された。NIHからの研究費による研究成果の論文について、出版前に、バイオテロへの悪用の可能性等を審査し、必要に応じて論文の修正、削除、発表差し控えなどを勧告する機関である。

NSABBは、当該論文はテロリストにとって強毒性人型ウイルス作製の「設計図」になる可能性があると判断した。そこで、変異ウイルスの作製方法および、フェレットでの伝播性を獲得したウイルスの遺伝子変異の詳細に関する記載を削除することと、これらの削除部分は特定の専門家のみに開示することを条件に、出版を認めるとの勧告を、アメリカNIHに提出した。これを受けたNIHは、アメリカ保健福祉省(HHS)にその旨を報告し、政府の判断を待つことにした。そして12月20日に保健福祉省は、NSABBの勧告を受け入れ、両論文の公表を進めている出版社に論文の一部削除を依頼した。この勧告を受けて、当該論文の著者は、自主的に論文の改訂版を準備したのである。

一方、多くのインフルエンザウイルス研究者や公衆衛生の専門家からは、H5N1型鳥インフルエンザウイルスが、人型に変化する可能性があるのかないのか、あるとすればその必要条件と変化の機序は何か、などの重要な疑問に対する回答を得るために、さらに、強毒性パンデミック出現監視における、対象項目の絞り込みやリスク評価のためには、このような研究を推進することが必須であると主張した。つまり、研究に対する制限は、ワクチンの事前開発・備蓄や抗ウイルス薬の効果予測など、公衆衛生上の対応に甚大なマイナスとなるというのである。

これらを受けて、WHOは、二つの当該研究の代表責任者、インフルエンザの専門家、公衆衛生の専門家、医学倫理学の専門家、NIHおよびNSABBの関係責任者、ウイルス提供国の研究所の代表、関係政府機関代表、科学専門誌の編集者など、22名からなる検討会を主催した。そこでのさまざまな議論は次のように整理される。

①このような鳥型から人型ウイルスへの変化に伴う遺伝子変異に関する情報は、すでに多くの論文で示されており、今回の論文から削除しても容易に推定できる。また遺伝子操作技術やフェレットでのウイルス継代法は、多くの専門家の間では既に常識となっている。したがって、今更これらの記載を削除しても、バイオテロへの悪用を防止する効果はきわめて低い。

②一方、H5N1型鳥インフルエンザウイルスが、徐々に人型に変化しつつある現状からは、むしろ自然界でこのような新型ウイルスが出現する危険性の方が高い。したがって、今回の研究成績・情報を広く専門家の間で共有して、パンデミック出現へのリスク評価や、プレパンデミックワクチン開発・製造などの事前準備に活用すべきである。

③NSABBの勧告のように、論文の削除部分を一部の専門家のみで共有することは、現実的には実施困難であり、また当該論文原稿はすでに1000名を越える関係者の目に触れているので、外部への情報漏えいは避けられない。

そこで、論文は次のことを条件に公表されることとなった。

①人での伝播性を獲得した変異ウイルスの取扱いに関するWHOバイオセーフティーレベルを決め、当該研究施設がバイオセーフティーおよびバイオ・セキュリティの条件を十分に満たしていることを確認する。②当該研究の実施が、公衆衛生上から必要であるとの科学的説明を、とくにウイルス提供国に対して行う。

そして、論文公表まで、当該研究の自粛・凍結宣言を自主的に延長する、との合意が、当該研究者と前述の22名のWHO主催の検討会メンバーとの間で得られた。一方、将来、起こる可能性のある悪用に関する一般的な問題への合意を図るために、WHOが幅広い専門家を集めた会議を企画することにも、22名のWHO主催の検討会は同意した。

WHO以外にも、ニューヨーク科学アカデミー、アメリカ微生物学会(ASM)、イギリス王立協会などが、専門家、関係者を集めてこの問題に関する公開討論会を開催し、悪用について活発な討論が繰り返された。しかし、参加者の意見相違の溝は埋まらず、具体的な解決案や合意には至っていない。この一件で、科学的討論を外れた感情的対立が生じて、興味本位にメディアに扱われるなど、ライフサイエンス領域における悪用問題の解決が、科学的、社会的、政治的にも、いかに難しいものであるかを思い知らされた。

河岡教授らの研究グループの論文は、翌2013年5月2日にイギリスの科学誌『ネイチャー』

に公表され、各国のパンデミック準備対策の再検討のために活用されている。これに対し、エラスムス大学グループの論文については、アメリカ政府の承認が下りたあとも、オランダ政府はバイオテロへの悪用が懸念され、この論文の原稿を、国外(アメリカ)の出版社へ投稿送付することは、輸出規制法に定められた国の安全保障に関わる重要情報の国外への持ち出し行為に当たるとし、著者に対して輸出許可申請を出すように要求した。結局、著者が輸出許可を求め、輸出許可が下されて、5月中旬にその最終原稿が、アメリカの科学誌『サイエンス』の発行出版社に送付された。

この一連の騒動を通して、甚大な健康被害と社会的影響という最悪のシナリオで起こる強毒型パンデミックの出現リスクは、予想外に高いということが広く知られるようになった。多くの未確定要素はあるものの、未曽有の健康危機・社会危機状況に対する危機管理体制の再構築、すなわち、科学的なリスク評価に基づいた「最悪のシナリオ」の見直しと、具体的な事前準備と緊急対応計画の再検討、およびその実施が緊急課題である。

このような感染症健康危機管理に必要な研究の推進と、その研究から派生するおそれのある新たな健康危機の可能性という、社会におけるウイルス研究のあり方に関する二律背反問題の提起が、今回のインフルエンザウイルス論文問題の意義であろう。この問題はインフルエンザや他のウイルス研究にとどまらず、ライフサイエンス研究すべてに突き付けられた課題である。

最悪のウイルス

インフルエンザウイルスの宿主動物や病原性を規定するさまざまな要因が、近年、遺伝子レベル

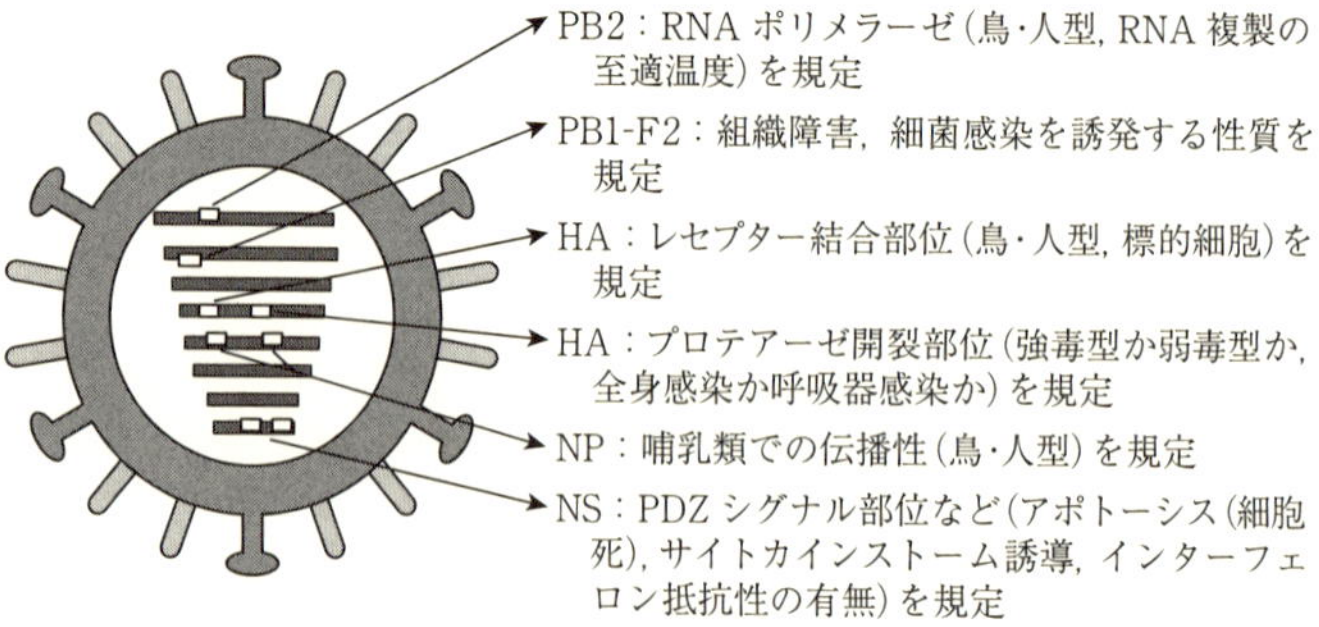

図 3-5 H5N1 型鳥インフルエンザウイルスの宿主と病原性を規定する遺伝子

で次々に明らかにされている。Ｈ５Ｎ１型鳥インフルエンザウイルスは、これまで知られているインフルエンザウイルスの病原性を規定する遺伝子を、すべて合わせもつ最悪のウイルスである（図３-５）。

とくに鳥に対する強毒性、つまり、全身感染か局所の呼吸器感染かを規定する、ＨＡ上のプロテアーゼという酵素による開裂部位の構造は、典型的な強毒性の配列を取っている。インフルエンザウイルスが感染性を発揮するには、ＨＡのタンパク質が、特定の開裂部位で切れる必要がある。これを切るのが宿主のプロテアーゼといわれる酵素である。弱毒型鳥インフルエンザウイルスのＨＡの開裂部位にはアルギニンという塩基性アミノ酸が１つしか存在せず、これを切るプロテアーゼは呼吸器と消化器にしか存在しない。したがって、弱毒型ウイルスは呼吸器と消化管のみで、感染性をもつウイルスが産生されるので、これらの局所感染にとどまる。

人の通常のインフルエンザウイルスも、鳥の弱毒型ウイルスに由来している。これに対して、鳥の強毒型ウイルスのＨ

A開裂部位は、アルギニンやリジンという塩基性アミノ酸が多数並んだ構造をもつ。この部位を切ることのできるプロテアーゼは全身のすべての細胞に存在する。したがって、強毒型鳥インフルエンザウイルスは全身感染を起こすことができ、強い病原性を示す。このために、鳥以外の多くの哺乳動物と人においても全身感染を起こせるのであろう。また、現在のH５N１型強毒性鳥インフルエンザウイルスは、サイトカインストームや細胞障害を起こす遺伝子も、複数保持している。

ウイルスが人型になれば、自動的に弱毒化するとの希望的観測をする研究者もいるが、これにはまったく根拠がない。なぜなら、高い病原性を規定する遺伝子部位は、レセプター結合部位やポリメラーゼの至適温度を規定する遺伝子の部位、すなわち人型に変化するために必要な遺伝子変異の部位とは、まったく独立した別の遺伝子部位に存在している。そのため、H５N１型鳥インフルエンザウイルスが人型に変化しても、高い病原性は影響を受けないことが予想される。つまり、H５N１型鳥インフルエンザから発生する新型インフルエンザは、人に対する強い毒性を保持した強毒性新型インフルエンザとして出現する、最悪のシナリオが想定されるのである。ただし、レセプター結合特異性が人型に変化すると、鳥型レセプターをもつ人の肺の細胞には、むしろ結合しにくくなると思われる。したがって、肺炎を起こしにくくなる可能性はありうる。

強毒性のH５N１新型インフルエンザが発生し、人の社会で大流行を起こすには、都市、町などの市中で、感染者によって大量のウイルスが排出される必要がある。それには、ウイルスを排泄しながら市中を移動できる、比較的軽症の感染者の発生が必要となるだろう。そのためには、病原性がある程度弱まって、致死率が20％程度より低くなることが必要ではないか、という推定もある。インフルエンザの遺伝子に頻繁に起こる突然変異を考慮すれば、このような変化は簡単に起こると予想される。しかし、だからといってここで誤解してはならないのは、全身感染の強毒型から、局所感染にとどまる弱毒型に変化することはない、ということである。

表 3-2　パンデミックの規模と健康被害の推定（世界銀行など，2008 年）

パンデミックの程度	推定致死率（%）	推定死亡者数（人）
軽度（香港かぜ程度）	0.1 以上	140 万
中程度（アジアかぜ程度）	0.5	1420 万
重度（スペインかぜ程度）	2.0～2.5	7100 万
特大（H5N1 を想定）	5～15*	1 億 8000 万～2 億 5000 万

＊　先進国：6.2（5～10）%，途上国：12.2（10～15）%

健康被害の推定とリスクの評価

２００８年、世界銀行は、新型インフルエンザをその病原性別に分類し、それぞれに健康被害を推定している（表３-２）。パンデミックの程度はこれまでの新型インフルエンザでは、香港かぜを軽度、スペインかぜを重度とし、Ｈ５Ｎ１型インフルエンザを特大と想定している。このとき、致死率は５～15％と推定している。

過去には、成人麻疹（麻疹ウイルス）や天然痘（天然痘ウイルス）等、致死率が10～30％と考えられる感染症の流行が記録されている。人口密度の上昇と、人の移動の激しい高速大量輸送が可能となった都市化社会では、感染症流行の伝播・拡大速度は飛躍的に上がっている。換気の難しい高層ビルや、省エネルギーを意識した気密性の高い建築方式、密閉空間となる公共交通機関などは、飛沫や飛沫核で伝播する感染症の伝播効率を上昇させる。それらは、同時に膨大な患者を発生させる社会環境の背景となる。

さらに社会機能が細分化され、自給自足が崩壊している現代の日本の生活環境では、いったん重篤な感染症の流行が起こると、物流体制、エネルギー供給、食糧供給などの重要な社会インフラが、崩解する危険性が高い。その結果、二次的な被害の拡大につながることが予想される。感染症流行にきわめて脆弱な現代社会の負の部分を補う新型インフルエンザ対応の行動計画、とくにＨ５Ｎ１型強毒性新型インフルエンザ対策においては、科学的基盤に立ったリスク評価と、最悪の事態を回避するための現実的な事前準備と緊急対応が必須である。次章では、現代社会に次つぎと現れる新興の感染症の流行に、どう対処すべきかを考えてみよう。

4　新しい感染症とどうたたかうか

２００９年のＨ１Ｎ１型インフルエンザ・パンデミック

弱毒型の豚インフルエンザウイルスが、新型のＨ１Ｎ１型インフルエンザウイルスとなり、メキシコ発の感染爆発（パンデミック）が起こったのは、２００９年のことだった。4〜5月の発生当初、日本では、同年2月に改訂された政府の新型インフルエンザ行動計画が、いまだ周知されていないという点で、タイミングが悪かった。

このとき、強毒性のＨ５Ｎ１新型インフルエンザに対する危機感を背景に、衆議院の解散・総選挙をにらんだ一部の政治家の思惑などもからんで、報道も加熱した。また、行政対応の不手際も重なって、さまざまな社会的混乱を招く結果となった。

ウイルスの性状や病気の実態が明らかになるにつれて、過剰対応との批判も起こった。確かにこの新型のＨ１Ｎ１型ウイルスへの行政対応が、科学的視点を欠く、上滑りの議論に終始したとの印象は拭えない。

日本国内では、8月下旬から10月にかけて本格的な流行が始まったが、幸いなことに大きな健康被害は発生せず、社会機能への大きな影響も起こらなかった。しかし、この間にも、ワクチンの緊急輸入問題やワクチン接種の優先順位の議論など、異常な事態が次々に生じ、健康危機管理に関するさまざまな問題が浮き彫りとなった。

これらの混乱の大きな原因は、科学的基盤に立った適切なリスク評価が、適宜なされなかったことにある。その背景にある究極の問題点は、日本には、パンデミックなどの健康危機に対処する責任ある危機管理体制も、その法的基盤も存在していなかったことにあった。２００３年、世界各地に広がった重症急性呼吸器症候群（ＳＡＲＳ）の流行を教訓として、ＷＨＯをはじめ多くの国では、健康危機管理体制の見直しが進められた。しかし、幸運にも患者が発生しなかった日本では、一部の専門家の強い警告にもかかわらず、その教訓が生かされていなかったのだ。

なぜ健康被害が軽度ですんだのか？

２００９年の新型のＨ１Ｎ１型インフルエンザウイルスによるパンデミックが、小児や若年成人層を中心とした軽度の流行にとどまったのは、小児を除く多くの成人が、Ｈ１Ｎ１型インフルエンザウイルスに対して交叉性の防御免疫をもっていたためである。この場合の交叉性の防御免疫とは、過去に類似したウイルスに感染した際に獲得した免疫記憶が、これとは少し異なる新たなウイルス感染に対しても、体内で感染防御に機能して、軽症化に働くことを指す。また、流行の原因となったパンデミック（Ｈ１Ｎ１）２００９ウイルスの病原性が低かったので、健康被害は季節性インフルエンザ程度かそれ以下であった。小児患者では、入院を必要とする重症例も多数発生したが、日本での致死率は、欧米諸国に比べても10分の1程度と低かった。医療提供体制の整備や、医療現場の努力が大きかったのであろう。全体的には軽度のパンデミックであったので、社会機能や経済活動への大きな影響が出ることなく済んだ。

しかし、それ以降、インフルエンザ・パンデミックを軽視する風潮が社会全体に広がり、危機意識の喪失とともに、対策の必要性などのリスク管理への理解も急速に低下してしまった。この間、H1N1型インフルエンザウイルスの流行中にあっても、これとは独立して、H5N1型鳥インフルエンザウイルスの流行が続いており、感染者、犠牲者を出し続けているのは前章でみてきたとおりである。この強毒性の鳥インフルエンザウイルスから、人の新型インフルエンザが発生するリスクは依然として継続している。それにもかかわらず、その対策は大きく後退してしまったのである。

その大きな理由は、政策策定に責任をもつべき政治家が、政権交代や内閣改造などでしばしば交代することと、実際に政策を実行する行政担当者が2年ごとに入れ替わってしまうことにある。これでは、せっかく得られた重要な経験や教訓の引き継ぎは行われず、危機意識の維持は不可能に近い。危機意識をもった担当者が新たな政策を検討しても、その実施は後継者に任せることとなり、責任の所在は曖昧になる。結局、当初の問題点をよく理解していない担当者が、その場しのぎでお茶を濁すという悪循環が繰り返されてきたのである。

何べんでもいうが今、H5N1型強毒性インフルエンザ対策に対して、最悪のシナリオを想定した対策の再構築が緊急になされなければ、この強毒性新型インフルエンザ・パンデミックが発生した際には、日本でも莫大な数の患者発生と、夥しい数の死亡者を出すことになる。その結果は、社会機能の崩壊という最悪のシナリオである。

世界に広がったこの「パンデミック対策への反動」「パンデミック疲労」の引き金ともなったＨ１Ｎ１新型インフルエンザでは、なぜ高齢者の感染者が少なく(図４-１)、なぜ健康被害が軽度ですんだのだろうか。次に、この点をウイルス学の視点から考えてみる。

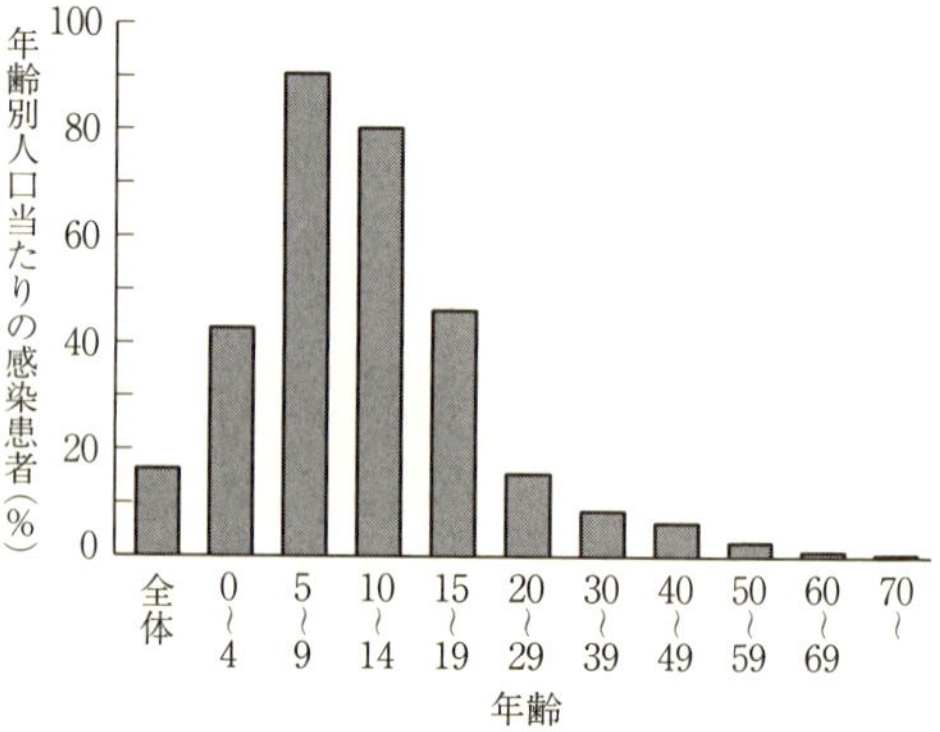

図 4-1 年齢別人口当たりの 09 パンデミックウイルス感染患者の累計受診率(2009 年第 28 週〜2010 年第 9 週，総推計重心患者数 2063 万人)

4重交雑体の09パンデミックウイルス

メキシコ南部でインフルエンザ感染の集団発生があり、約１０００人の患者が出て、そのうち年少者や青年を中心に80名が死亡しているとの２００９年4月初旬の報告が発端であった。患者検体がカナダとアメリカの研究所に送られたが、ウイルスが確認されたのはその数週間後であった。この間に、メキシコでは流行が急速に拡大していき、4月中旬、メキシコからアメリカのカリフォルニア州南部に帰国した2名の患者の検体から、H1N1型豚インフルエンザウイルスに由来する新たなウイルスが検出された。これは、メキシコ患者の検体でもその存在が確認された。その後、この新型ウイルスは急速に世界各地に広がり、パンデミックを起こすことになる。

この新型インフルエンザウイルスは、WHOによってA(H1N1)pdm09と命名された（日本ではパンデミック(H1N1)2009とよぶことが多い。本書では、以下「09パンデミックウイルス」とよぶことにする）。従来の新型インフルエンザが、スペインかぜ、アジアかぜ、香港かぜなどのように、発生した地名に由来して命名されたのとは異なっている。メキシコが自国名にちなんだ命名に異を唱えたからである。一方、新型ウイルスが北米の豚インフルエンザ由来であったことから、ブタに関連した命名案も議論された。しかし、アメリカの養豚業界から、風評被害に結びつくとの理由で反対の声が起こった。就任直後のアメリカ・オバマ大統領は、選挙の支持基盤であるこれらの団体の意向を汲んで、ブタを連想させる命名を避けるように、との異例のメッセージを発した。

この09パンデミックウイルスの遺伝子は、すべて過去の鳥インフルエンザウイルスに由来している。1918年にスペインかぜパンデミックが発生し、多くの感染者と死亡者を出した。このウイルスはその後、主に北米のブタの中で古典的な豚インフルエンザウイルスとして維持されている。これが1990年代後半に、人の香港型ウイルスや未同定の鳥型ウイルスと、さまざまな遺伝子の交雑を起こしていた。インフルエンザウイルスの遺伝子は、8本の独立したRNA分節に分かれて

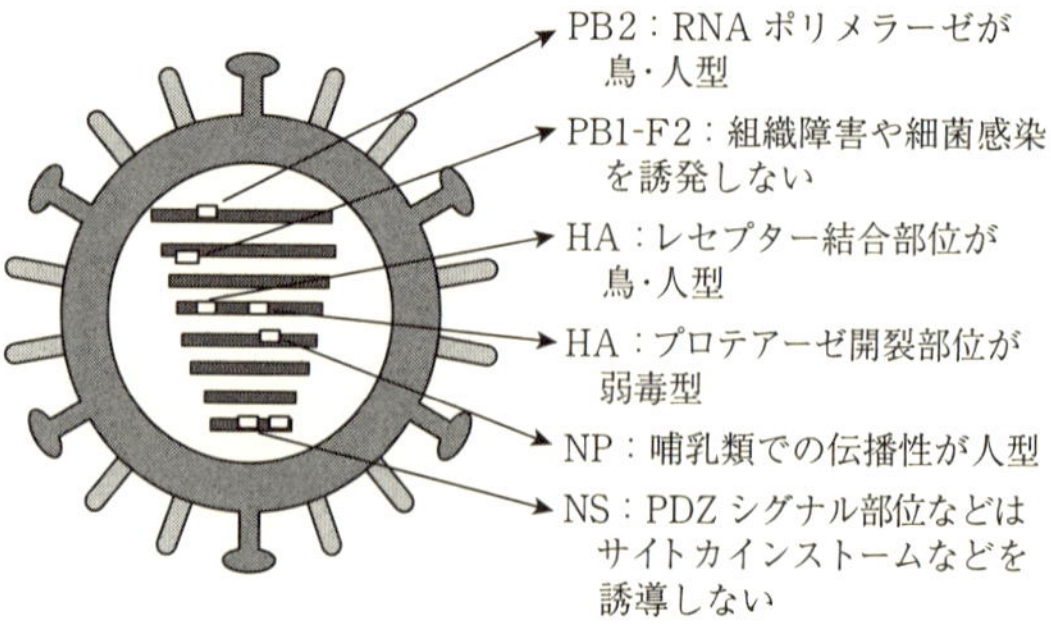

図 4-2　4 重交雑体の A（H1N1）pdm09（09 パンデミックウイルス）（Garten et al., Science, 2009 を改変）

おり、分節はウイルスの異なるタンパク質をコードしている（コラム1）。同時に複数のインフルエンザウイルスが重感染を起こすと、それらのRNA分節が入れ替わって、新しいウイルスが誕生することがある。

さまざまな交雑体のうちの、鳥ウイルス、人ウイルス、豚ウイルスの交雑体であるH1N1型の3重交雑体ウイルスが、1998年以来現在まで、北米のブタの中で流行を繰り返している。09パンデミックウイルスは、この豚ウイルスを基本としている。このうちの2本のRNA分節が、ヨーロッパ系統の豚インフルエンザウイルスのものと入れ替わってできた、鳥ウイルス、人ウイルス、2種の豚ウイルスに起源をもつ4重交雑体のウイルスであった（図4-2）。

09パンデミックウイルスの元となった1998年以来の3重交雑体の豚インフルエンザウイルスの遺伝子をみてみると、主要抗原であるHAは、1918年のスペインかぜウイルスから直接引き継いでいる。一方、もう一つの主要抗原であるNAは、同じスペインかぜウイルスに由来するヨーロッパ系統の豚ウイルスに、1979年に鳥インフルエンザウイルスのNA遺伝子が交雑して導入されたウイルスに関係するものである。これらの遺伝子は、各々のウイルスがブタの中で維持されてきたために、大きな抗原変異を起こしていない。とくにHAは、スペインかぜウイルス本来の抗原性を保ってきた。

これには少し説明を加える必要がある。人間は60年以上の寿命があるので、生涯に何十回もインフルエンザウイルスに暴露して感染する機会がある。感染した人は、このウイルスに対する免疫を獲得するので、同じウイルスは2度と同じ人に感染することができなくなる。そのような人間社会でインフルエンザが生き残っていくためには、ウイルスは遺伝子変異によって、抗原性を少しずつ変化させせながら（連続抗原変異）、絶えず人の免疫をすり抜けるようにして、感染を繰り返さねばならない。その結果、最初のウイルスからは抗原性が徐々に離れていくことになる。

これに対して、家畜であるブタはおよそ半年で屠殺されるので、インフルエンザウイルスに感染する機会は生涯のうちほぼ1回ということになる。一生に1回限りの感染しかしないブタの社会では、このような免疫の圧力はかかりにくく、同じ抗原性をもつウイルスでも、新たに生まれた別のブタに感染できる。そのためウイルス遺伝子の変異が起こる必要はなく、また事実、ほとんど起こらない。そのために、1918～19年にかけて世界的に流行したスペインかぜウイルスの抗原性を規定するウイルス遺伝子が、この3重交雑体の豚インフルエンザの中で変異を起こすことなく引き継がれていた。2009年春、この3重交雑体の豚インフルエンザに、さらにヨーロッパ系統の豚インフルエンザウイルスの遺伝子が2本入れ替わってできた4重交雑体のウイルスが、人から人への伝播性を獲得して、新型インフルエンザウイルスとなった。そのため、この新型ウイルスにも、スペインかぜウイルスの末裔として、同じＨＡの抗原性が引き継がれたのである。

４重交雑体の新型ウイルスに、２本の遺伝子を供給したヨーロッパ系統の豚インフルエンザウイルスは、ヨーロッパから大西洋を越えて、北米の豚インフルエンザウイルスと交雑したが、これがどのようにして行われたかは今も不明である。自然状態では起こる可能性はないので、何らかの人為的な背景が推定されている。ヨーロッパの育種用のブタがメキシコにも輸出されているが、このブタと一緒にウイルスが移動したのかもしれない。いずれにしても、このようなウイルスの誕生は、世界中のインフルエンザ研究者にとって予想外であった。

４重交雑体の09パンデミックウイルス感染患者は、２００９年2月中旬にさかのぼって、メキシコ南部で発生したことが報告されている。しかし、その数カ月前からすでに、メキシコでは多くの人の間で感染が広がっていたと考えられている。

09パンデミックウイルスの遺伝子解析とリスク評価

２００９年4月にカリフォルニアの患者から分離されたウイルスについては、アメリカ疾病対策予防センター（ＣＤＣ）が直ちに遺伝子の全塩基配列を決定している。この遺伝子情報をもとに、ＷＨＯインフルエンザ監視対応ネットワークが詳細な解析を行い、４月下旬までに重要なリスク評価がなされた。

日本の国立感染症研究所でも、同年４月に新設されたばかりのインフルエンザウイルス研究セン

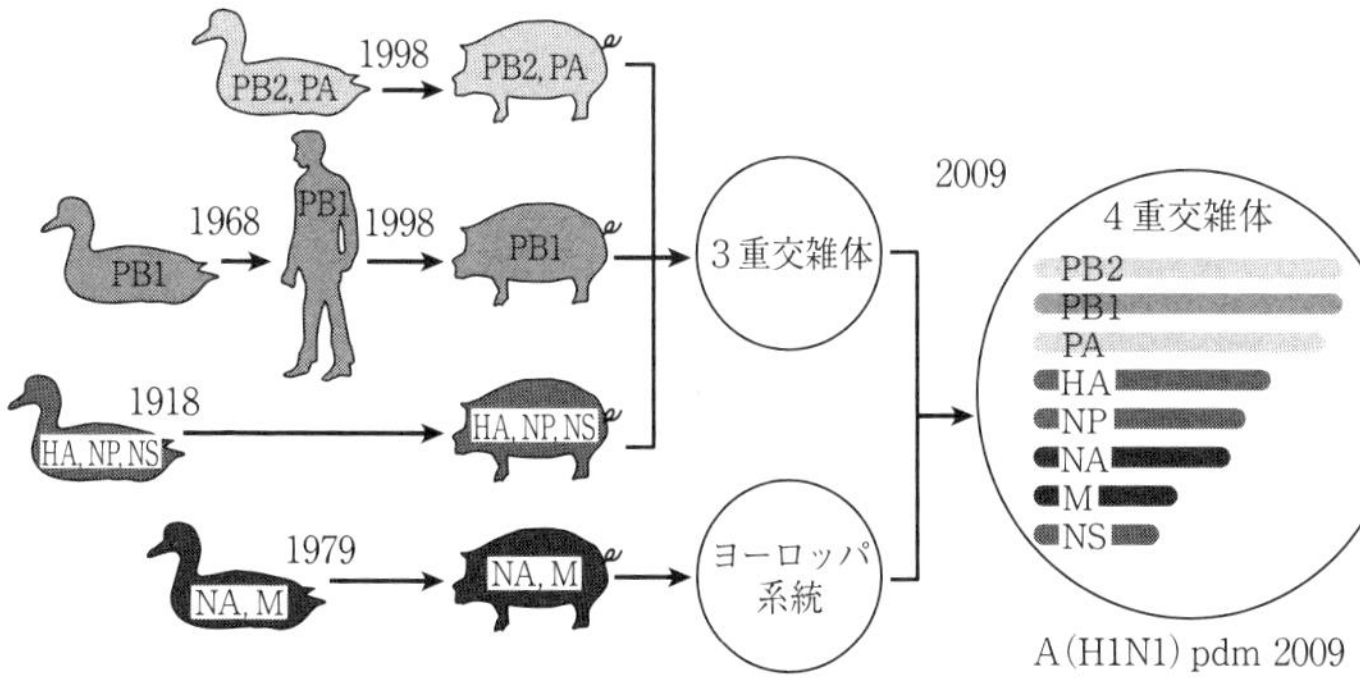

図 4-3　A(H1N1)pdm09(09 パンデミックウイルス)の遺伝子

ターが、総力を挙げてウイルス遺伝子の解析とリスク評価を行った結果、大きな健康被害は出ないと推定された。その根拠は、遺伝子解析から得られたものである（図4-3）。ウイルスはいまだ豚型ウイルスの性状を保持しており、鳥型ウイルスの特徴もまだ一部には残す。人の間で効率よく感染伝播を起こしうるウイルスであるが、病原性については、季節性インフルエンザと同様に、鳥の弱毒型ウイルスに相当するものであった。幸いにもＨＡの開裂部位には塩基性アミノ酸の連続配列はなく、Ｈ５Ｎ１型強毒性ウイルスのように全身感染を起こす可能性は否定された。さらにＨ５Ｎ１型鳥インフルエンザウイルスやスペインかぜウイルスがもつような、人に対する強い病原性を示す他のシグナルもまったく検出されなかった。

　抗インフルエンザ薬の効果については、タミフルやリレンザなどのノイラミニダーゼ阻害薬が有効であると判断された。直前の季節性インフルエンザ・シーズンで主流を占めた、同じ亜型のＨ１Ｎ１型ウイルス（ソ連型）が、完全にタミフルに耐性があったこととは対照的で、これらの薬剤の効果が期待された。一方、抗原性は最近のソ連型ウイルスとは大きく隔たっていたため、ごく初期の判断では季節性インフルエンザを越える大きな流行を起こすと考えられた。さらに、前シーズン用のワクチンの効果は期待できないと予想された。

しかし、ウイルスの感染防御免疫に関わる抗原決定部位の詳細な解析では、同じＨ１Ｎ１型で、１９１８〜19年に大流行したスペインかぜウイルスや、その子孫で１９５６年まで流行を繰り返した季節性ウイルス、さらには１９７７年以後、毎年流行を繰り返しているソ連型ウイルスとは、多くの共通抗原をもっていた。したがって、過去に感染した経験の少ない小児以外、高齢者を含むほとんどの成人が、この新型ウイルスに対する交叉性の防御免疫をもっていると推定された。これは、各年齢層の人から採取した、保存血清やリンパ球を用いた研究によって、数週間後に裏づけられることになった。

多くの成人が交叉性の免疫記憶をもっていることから、この新型ウイルスに対するワクチン接種は小児以外では、１回だけで十分であると予測できた。これは、後に問題となる、新型インフルエンザワクチンの剤形（1ミリアンプルか50ミリボトルかなど）や接種回数に関する議論の際にも、回答を与える情報であった。

このように、ウイルスの遺伝子や人の免疫保有状況に関する解析の結果、ブタ由来の新型ウイルス（09パンデミックウイルス）による流行規模と健康被害の程度は、かなり限定されたものになると想定された。強毒性H5N1型インフルエンザで想定される場合とは異なり、大きな社会的影響も生じない、というのが4月末までの最初期におけるリスク評価であった。

しかしその後、状況が一変する。ニューヨークにある高校の寄宿舎で、重症患者が多発したとの報道があり、さらに5月11日には、致死率が1957年のアジアかぜパンデミックに匹敵する0.4%との予測が、著名な疫学研究者らによって米科学誌『サイエンス』に論文発表されたのである。その高い予測値の結果、世界中で緊張感が一気に高まり、初期のウイルスの遺伝子解析に基づくリスク評価は無視されることとなった。

09パンデミックウイルスの遺伝子解析の結果から想定される病原性はマイルドで、死亡者数が80人ならば、その背景に感染患者数は数万人規模に拡大しており、しかも軽症患者が多数を占めているに違いない、と解釈された。つまり分母となる感染者数が大きくなることによって、実際の致死率は0.4%という予測値より大幅に低下すると考えられるのである。しかし、この予測値は、メキシコからの患者数、死亡者数を、無批判に数理モデルの公式に当てはめたもので、過大な値であった。ここに、流行が進行中に、疫学情報のみからリスク評価を行うことの難しさと限界が、教訓として残ったのである。

多くの不確定要素はあったものの、09パンデミックウイルスによる2009年のパンデミックは、ウイルス遺伝子の解析結果や人での免疫保有状況から予想された通り、季節性インフルエンザよりも軽度に経過し、健康被害や社会的影響も大きくならなかった。そして、このウイルスの流行によって、それまでのH1N1ソ連型の季節性インフルエンザウイルスは消え、新型の09パンデミックウイルスに入れ替わった。その後現在まで、季節性インフルエンザとして毎年流行を繰り返しているが、大きな抗原変異を起こすことなく、2009年に開発された新型ワクチンが有効である。

日本における09パンデミックウイルスの侵入と伝播拡大

2009年、メキシコ発の09パンデミックウイルスは、5月初めには日本に上陸した。その後、各地で感染者が見つかったが、流行そのものは、8月末から本格的に拡大するまでは、くすぶり続けていた。この間に、日本国内の患者から分離されたウイルスの遺伝子を詳細に解析することによって、そのウイルスの系統関係がわかってきた。具体的には、北米系統、ニューヨーク系統、東アジア系統、そして日本系統の、四つのウイルス系統が区別でき、そのルーツを知ることができ、また日本国内での伝播経路が追跡できた。このウイルス系統の解析から、日本に侵入してきたウイルスの出所は1カ所ではなく、日本各地において、北米や東アジア各地から、頻繁に新型ウイルスの侵入があったことがわかる。

インフルエンザでは、症状のない潜伏期の感染者を見つけ出すことはきわめて困難である。この間に空港などの検疫を通過すれば、国内に容易にウイルスが持ち込まれることとなる。しかも、発熱などの症状を出す約1日前からウイルスを排出して、他者への感染源ともなり得る。現在では、多くの地方空港が国際空港化されており、毎日多くの人が海外から直接に入国している。しかし、すべての空港で検疫体制が十分に整備されているわけではなく、また成田国際空港や関西国際空港などの主要国際空港でも、対応能力には限界がある。ここに、入国時の検疫による水際対策の限界がある。

国立感染症研究所の椎野禎一郎氏らの研究によると、日本では、09パンデミックウイルス感染患者発生直後から、学校閉鎖や外出の自粛、集会の自粛等の厳しい公衆衛生上の対応が執られた自治体においては、ウイルスの感染拡大が抑えられ、流行がその地域内で封じ込められたことが示されている(図4-4)。日本での流行初期においては、ウイルスが伝播拡大する効率はまだ高くはなかった。このような時期には、強力な公衆衛生上の措置が有効であることを示している。

これらの公衆衛生上の対策は、社会機能や社会、経済活動にマイナスの影響を与えることにもなる。さらに、その実施には多くの努力と広い理解が必要となる。09パンデミックウイルス流行時にも、検疫・隔離などの水際作戦の実施が無意味であるとの批判が起こり、過剰対策として否定的な議論が展開された。

幸いにも09パンデミックウイルスの毒性は、鳥の弱毒型ウイルスに相当するものであり、強い病原性を規定するシグナルを欠く病原性の低いウイルスであったうえに、多くの成人が交叉性の防御免疫をもっていたので、健康被害も小さくて済んだ。このようなパンデミックの際には、過剰な水際作戦や厳しい公衆衛生上の介入は、かえって社会機能を混乱させることになるだろう。

初期における水際対策は、ウイルスの侵入を完全には阻止することはできないが、ある程度遅ら

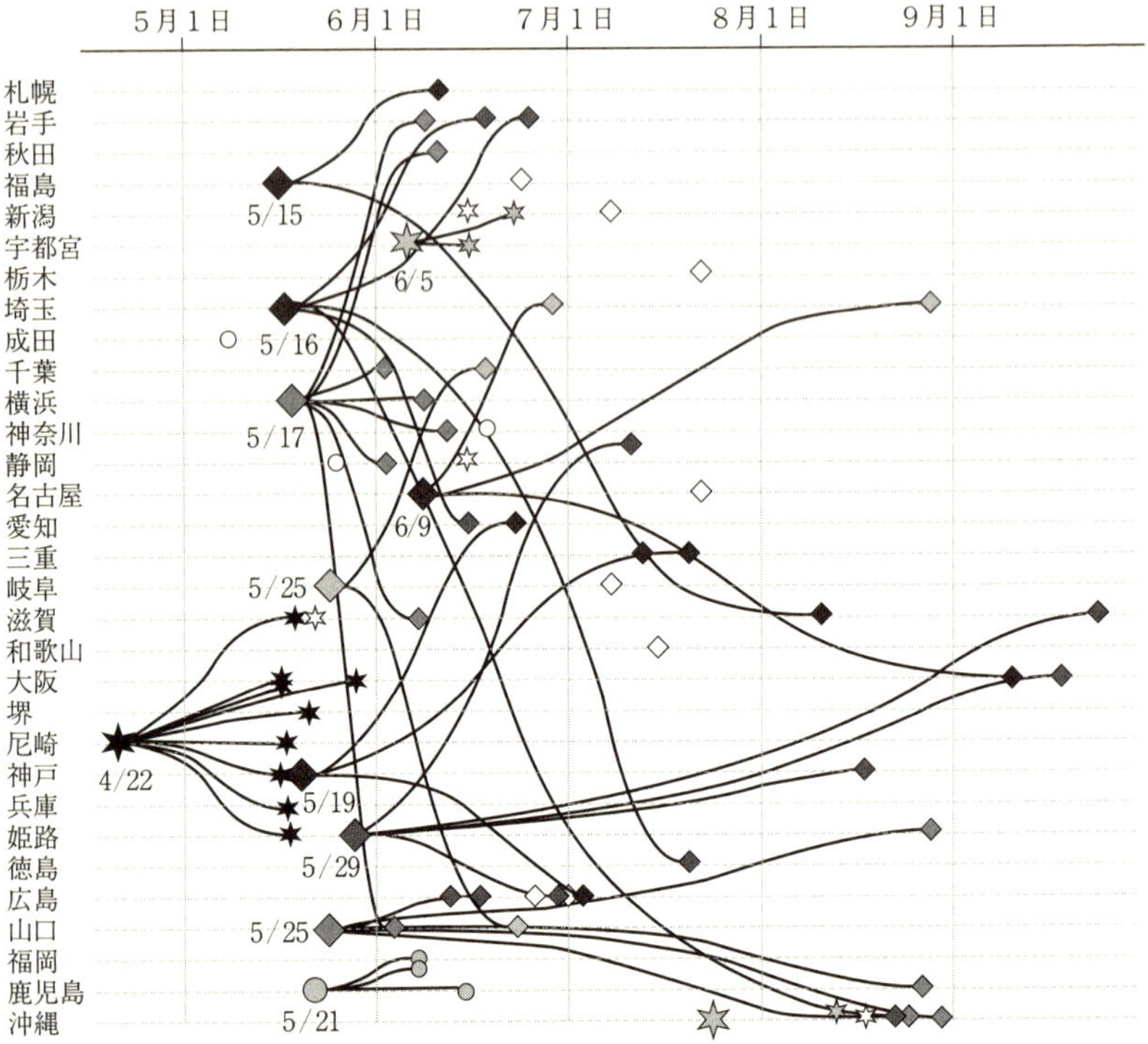

図 4-4 09 パンデミックウイルスの流行開始時期における系統関係(Shiino et al., PLoS ONE, 2010 を改変).縦軸には患者からウイルスを分離した都道府県名や都市名,横軸には日付を示す.たとえば★で示したウイルスは,4 月 22 日に尼崎で分離した.それが滋賀や大阪に感染拡大をしたが,5 月末には感染が途切れてウイルスの拡大が封じ込められたことを示す.これは,厳しい公衆衛生上の対策の執られた時期にあたる

せることが期待できる。また、移動・行動制限などの公衆衛生学的な介入は、流行の拡大を遅らせて、対応のための時間を稼ぐとともに、一時期に大量の感染患者が発生して、医療サービスや社会機能が麻痺に至ることを抑えるためには有効な手段である。強力な措置による効果とマイナス面とのバランスを考慮し、適切な実施が必要である。

現代の高速・大量輸送時代のパンデミックは世界ほぼ同時であっても、いくつかの限定的な地域では第一波を免れる可能性がある。第一波の流行期間は一地域について6〜12週間程度と考えられる。それが過ぎ去ったあとも、第二波、第三波と、流行が来る可能性が高い。その地域の人の7割程度が感染して免疫をもつか、ワクチンで免疫を獲得するまで流行が波状にやってくる。大きな健康被害や莫大な人命を損なう危険性のある高い病原性をもつ新型インフルエンザにあっては、流行初期の水際、公衆衛生上の対策が重要であることを強調しておきたい。強毒性のH５N１新型インフルエンザであった場合ならば、国民に与える健康被害や社会機能への影響が、膨大なものになることが懸念される。このような高い病原性をもつウイルスの場合には、その侵入や感染拡大を少しでも抑制することは必須であり、流行初期における公衆衛生上の介入は不可欠である。

２００９年の新型インフルエンザワクチン問題を教訓に

成人の多くがH１N１型の新型インフルエンザウイルスに対する交叉免疫記憶をもつことは、１９７６年に実施された、H１N１型豚ウイルスに対するワクチンの臨床試験成績からも強く示唆されていた。この年にアメリカの兵舎で、数名の新兵が、H1N1型豚インフルエンザウイルスに感染して死亡する事例が起こった。アメリカでは、スペインかぜインフルエンザの再来が懸念されて、緊急にワクチンが製造され、接種が行われた。日本でも試験ワクチンがつくられて、臨床試験が実施されたのである。その際に、1957年以後に生まれた若年者は、この豚型ウイルスに対しては免疫をもっておらず、有効な免疫レベルには2回のワクチン接種が必要であった。これに対して、1956年以前に生まれていた人は、1回のワクチン接種後に強い免疫応答が認められた。すなわち、スペインかぜウイルスの子孫であるH1N1型ウイルスに暴露した年代の人は、この豚型ウイルスに対する交叉性免疫の記憶をもっていたのである。

09パンデミックウイルスのワクチンについては、2009年8月に中国とオーストラリアで行われた臨床試験で、成人は1回のワクチン接種で十分な免疫応答が誘導されることが示唆され、翌月には日本でも確認された。そこで、09パンデミックウイルスのワクチンは、成人には1回接種、免疫記憶のない小児に対しては2回の接種をすることとなった。

当初は、新型インフルエンザワクチンについては、すべての人で2回の接種が必要と予想されていたので、ワクチンの不足が心配された。さらに、09パンデミックウイルスのワクチンの製造株は、発育鶏卵での増殖効率が悪く、臨床試験の実施も予定より遅れる見通しとなった。

そこで日本政府は、これに対処するとの理由で、海外から1億3000万人分の09パンデミックウイルスのワクチンを緊急輸入することを決めた。海外でも未承認の細胞培養ワクチンや、安全性が確認されていないアジュバント（免疫増強剤）を用いた新規のワクチンが、通常の審査を省略した特例承認によって輸入されることになったのである。この輸入契約金額は１２００億円と高額であったが、一連の動きの背景には、海外ワクチン・メーカーによるロビー活動や、政治家などが暗躍したとの噂が絶えない。さらに、国際的にも品不足のワクチンを、ワクチン製造能力をもつ日本が買い占めたことから、発展途上国などから大きな批判を浴びる結果となった。

しかし、国産のワクチンの製造が予想以上に順調に進んだことと、成人ではワクチン接種回数が1回に減ったこと、新型インフルエンザによる健康被害が軽度であったことなどから、ワクチン接種者が予想を大幅に下回り、結局、輸入ワクチンの必要性がなくなってきた。そこで日本政府は、海外メーカーと輸入契約の破棄を交渉し、その結果、違約金の支払いを免除される代わりに、肺炎球菌ワクチン、b型インフルエンザ菌ワクチン、子宮頸ガン予防のためのヒトパピローマワクチンの販売承認と輸入を、異常ともいえるスピードで承認することとなったのである。その後、ヒトパピローマワクチンを接種された女児に対する重篤な副作用が報告されている。

２００９年に話を戻す。大量のワクチンが供給可能となった時期には流行が下火となって、すでに感染してしまった国民も多く、ワクチンの需要は大きく後退していた。そのため、結局は世界的にも大量のワクチンが余ることとなった。これに関してはヨーロッパ諸国から、比較的軽度のパンデミックにもかかわらず、危機感を煽って高価なワクチンを大量に売りつけたとして、ＷＨＯや一部のインフルエンザ専門家、およびワクチン・メーカーに対する批判が起こっている。一方、多くの発展途上国においては、先進国でワクチンが過剰となった時期になって、余ったワクチンの供給が開始されたので、日本を含む先進国の身勝手なやり方と、ワクチン・メーカーの利益優先の態度に対する強い批判が吹き出した。

日本国内でも、09パンデミックウイルスのワクチンについてはワクチン製造・供給の遅れ、接種回数や優先順位、特例承認によるワクチンの輸入などの問題に加えて、従来の予防接種法によらずに新たな国家事業として行われるなど接種体制についても、さまざまな混乱が生じた。今後の新型インフルエンザ対策計画においては、これらの反省を重い教訓とした、ワクチン政策、ワクチン戦略の再構築が必要である。

2009パンデミックが軽度ですんだ幸運

2009年のパンデミックにおいては、新型インフルエンザウイルス自身が弱毒性であり、健康被害は季節性インフルエンザを越えるものではなかった。その後2013年現在に至るまで、この弱毒性ウイルスには、病原性が高まるような変化も起こっていない。また、ノイラミニダーゼ阻害薬が有効で、出現した耐性ウイルスも広く拡大することはなかった。さらに、小児を除く多くの人びとが、過去のH1N1型インフルエンザウイルスに対する免疫記憶を保持しており、これが、新型ウイルスに対しても交叉免疫として防御的に働いたので、流行規模や健康被害は低くとどまることになった。

一方、北米で最初に発生したことからＣＤＣが、速やかにウイルスの検査や解析を実施し、その情報が直ちに世界各国へ発信されて共有され、緊急事態に対する初動対応や、診断薬の開発、新型ワクチンの開発などが迅速に行われた。さらに、多くの国々においては、ＷＨＯの勧告に基づいて、Ｈ５Ｎ１型強毒性新型インフルエンザを想定した事前準備と緊急対応計画が策定されて、ある程度準備が進んでいたことで、それに沿った緊急対策の実施が可能であった。

２００９年のパンデミックでは、過去のパンデミックとは異なり第二波の大流行は起こらず、そのまま季節性インフルエンザに移行した。ＷＨＯは、09パンデミックウイルスの出現から1年4カ月後の２０１０年8月10日に終息宣言を出した。日本では行政上の理由から終息宣言が遅れて、２０１１年3月18日になって終息宣言となった。

２００９年のパンデミックでは、多数の幸運が重った結果として健康被害は軽微なものにとどまり、社会的な影響も大きくはなかった。しかしこれらの幸運は、ウイルス自身の性質や、人の免疫状態などによるものであり、決して行政の対応が適切になされた結果ではない。

もしも、ウイルスが病原性の高いものであった場合や、流行中に遺伝子の変異を起こして病原性が高くなった場合には、被害状況は一転していたことが容易に想像される。

多くの人が交叉性の防御免疫記憶をまったくもっていなかったとしたら、より大きな感染拡大が起こり、重症患者や死亡者が大幅に増えていただろう。直前まで流行していた季節性のインフルエンザウイルスであるＨ１Ｎ１型ウイルス(ソ連型)のように、抗インフルエンザ薬に耐性を獲得していたら、医療現場はさらに混乱していたに違いない。まさに、偶然にもいくつもの幸運が重なっていたのである。

この2009パンデミックの終息後には、日本における健康危機管理体制の欠陥、すなわち法的根拠の欠如が指摘された。これを踏まえて、法的基盤に立つ健康危機管理体制の構築が図られ、新型インフルエンザ等対策特別措置法の立法へとつながっていく(コラム2)。しかし、2013年4月に施行されたこの法律には、まだまだ多くの問題点が指摘されている。いったん決まった法律を変更することは容易ではないが、これからも必ず繰り返されるパンデミックに備えて、さらに最悪のシナリオと考えられるH5N1型強毒性インフルエンザウイルスによるパンデミックにも十分に対応できるように、新型インフルエンザへの事前準備と緊急対応計画の検討・改定を続けていく必要がある。そして、これらの計画を事前に実施しておくことが、行政に課せられた大きな宿題である。

これまでの新型インフルエンザ

過去最悪といわれる1918年発生のスペインかぜインフルエンザは、世界で5000万から1億人の死亡(致死率2%)をもたらしたと推定されている。しかし、そのウイルスは呼吸器に限局した局所感染を起こす、弱毒型のインフルエンザウイルスであった。100年近く前の衛生状態や医療レベルを考慮すると、現在ならばその健康被害は大きく抑えられるであろう。しかし、この間に地球の人口は3倍以上に増え、大都市での人口密集や高速大量輸送など、生活様式は大きく変化している。スペインかぜインフルエンザが約1年かけて地球全体に広がったのに対して、現在では１〜2週間で世界全体に波及し、世界同時に集中的な大流行を起こし、大きな社会的混乱をもたらすことが想定される。

スペインかぜインフルエンザのウイルスは、その後90年以上にわたって北米のブタの間で維持されてきた。２００９年に他のインフルエンザウイルスとの遺伝子の交雑により、人における伝播能力を獲得して新型インフルエンザとなったが、ブタ由来のインフルエンザでは非常に軽微な健康被害にとどまったことは前述のとおりである。一方、１９５７年のＨ２Ｎ２新型インフルエンザはアジアかぜ、１９６８年のＨ３Ｎ２新型インフルエンザは香港かぜとよばれる。パンデミックを起こし、それぞれ２００万〜４００万人（致死率０・５％）、１００万〜２００万人（致死率０・１％）の死者をもたらした。

このように、新型インフルエンザによる健康被害と社会的影響の程度はさまざまであるが、現時点では、Ｈ５Ｎ１型強毒性鳥インフルエンザウイルスに由来する新型インフルエンザウイルスのリスクが高く（パンデミックリスクは出現の可能性と被害の程度の積として評価される）、最悪のシナリオが描かれている。そのため、この最悪の事態を想定した新型インフルエンザ対策を準備し、実行しておく必要がある。では、このＨ５Ｎ１型鳥インフルエンザの新型化を最悪の事態と想定した対策計画と準備は、現在、どのようになっているのか。

新型インフルエンザ対策のパンデミック疲労

２００５年から２００８年にかけて、パンデミック対策、とくにＨ５Ｎ１型強毒性鳥インフルエンザからの強毒性新型インフルエンザ発生時の危機管理対策が叫ばれ、国、自治体、企業などによる行動計画の作成、実地訓練などがさかんに行われていた。しかし、２００９年の豚インフルエンザ由来の新型インフルエンザの騒ぎが終わると、Ｈ５Ｎ１型鳥インフルエンザの問題はすっかり忘れ去られ、メディアの話題にも上らなくなった。

その主な理由は、２００９年のパンデミックが、懸念されていた強毒性のウイルスによるパンデミックとは異なり、軽微な健康被害に終始したことにあろう。しかし、先に述べたように、これは幸運に幸運が重なったからに過ぎず、この経験から新型インフルエンザの本質を決して見誤ってはいけない。

さらに国による硬直化した過剰対応や不適切な緊急措置などが、かえって社会に混乱を招いたことに対する批判もある。この第１の原因は、適宜、流行規模、健康被害等に関するリスク評価がなされなかったことにある。その結果、入国時の水際作戦など、公衆衛生上の対応の不手際、発熱外来の混乱、現状を無視した医療現場への依頼、意味のない検査実施や患者報告の強要、度重なる方針変更による現場の混乱と疲弊、不透明なワクチン緊急輸入問題や接種対象者の優先順位などの混乱、さらには旅行業者やさまざまな商業活動・経済活動にも悪影響が出た。これらに加え、政権交代期をはさんだ政治家のさまざまな思惑と介入、リーダーシップの欠如、行政担当者の緊急対応の不手際、準備不足など、多くの要因が挙げられる。

しかし、最も重要な教訓は、日本にはパンデミックなどの健康危機管理に対する法的基盤、すなわち危機対応体制が欠落していたという点にあった。政府の緊急対応における対応部局、責任の所在が明確ではなかった。政策立案と命令・指示、対策の実施、人員や予算措置など重要事項の多くが、法的根拠のないままに通知が出され、実施されていたことになる。

２００９年の新型インフルエンザ以降、先に述べた新型インフルエンザに対する「やりすぎ批判」を経て、社会全体から新型インフルエンザに対する危機管理意識が薄れてしまっている、パンデミック疲労ともいわれる現在の状況は非常に憂慮されるものである。

見失われる日本の新型インフルエンザ対策

日本政府は、先に述べた２００９年からの大きな教訓から、緊急事態に対する危機管理法制の整備などを実施してきた。しかし、その過程を見ると、被害想定や危険性、リスクを故意に低く見積もっていると思われる。その理由として、行政担当者からは常に、「国民の不安をあおってはいけない」との答えが返ってくる。「安心・安全」を基本として、最悪のシナリオに対処できるような対応をしているとは考えられない。

また、緊急事態が起こった際の事後対応に重点が置かれており、パンデミックを回避しようとする観点、あるいはそのリスクを減らすことによって、緊急事態宣言が必要となる事態に至らないようにする事前計画が欠落している。普段からの準備や対策を、十分かつ継続して実施しておこうという姿勢が見えないのである。

２０１１年の東日本大震災による津波被害と福島第一原子力発電所事故を、「想定外」と表現することでまったく反省をしていない。それどころか最悪のシナリオが考えられ、次の大災害が想定されているＨ５Ｎ１型強毒性新型インフルエンザに照準を当てた対策が、大きく後退していることは否めない。

２０１３年8月にも、カンボジアで小児2名のＨ５Ｎ１型鳥インフルエンザの感染者が報告され、インド、ネパール、ベトナムでも家禽のＨ５Ｎ１型鳥インフルエンザの発生が続いている。Ｈ５Ｎ１型鳥インフルエンザから新型インフルエンザが発生するリスクは、依然として低下する傾向にはない。ＷＨＯは依然として、パンデミック警戒レベルを3にとどめている。

一方、最近の研究によれば、現在の鳥のＨ５Ｎ１型ウイルスにほんの数カ所の遺伝子変異が起こるだけで、人における伝播性を獲得して、新型インフルエンザに変化する可能性が高いことを示しているのは前章でみてきたとおりである。さらに、インドネシアと中国では、Ｈ５Ｎ１型鳥インフルエンザウイルスと、人の季節性ウイルスの遺伝子が交雑した強毒性のウイルスがブタから検出されており、パンデミックの出現リスクが高まったとして憂慮されている。このように、最悪のパンデミックの危機に接していることに変わりはないにもかかわらず、新型インフルエンザ対策の本質ともいうべきH5N1型強毒性新型インフルエンザ対策が見失われているのが現状なのである。

社会機能の崩壊を導く

新型インフルエンザ対策で最も重要なことは、多数の重症患者が発生した際に、医療現場がその役目を果たせるか、ということである。「新型」のインフルエンザであるため誰も免疫をもたないことから、ウイルスに暴露すれば感染が成立しやすく、感染すれば重症化しやすい。従って、多くの患者が医療機関に殺到することになり、医療機関への大きな負荷となる。さらに、強毒性の新型インフルエンザであれば、入院を要する重症患者の割合が多くなり、医療対応能力の限界を越えることが予想される。こうして同時期に莫大な数の感染者が発生し、発症した大勢の患者が押し寄せることになる医療機関では、当然のごとくに院内感染も起こり、通常の入院患者や外来患者、従業員にも感染が広がる。

一方、新型インフルエンザ患者の診療に当たる医師、看護師は感染を受けるリスクが最も高く、罹患して欠勤を強いられる。さらに検査技師、放射線技師、薬剤師などのさまざまな医療従事者も感染して倒れることを想定せねばならない。また、給食の提供、廃棄物処理などの環境維持、医療事務などの機能も麻痺する。さらに、重症患者を移送する救命救急隊員も感染して倒れる危険性が高い。医薬品、医療機材、酸素などの供給に関わる多くの物流関連の職種の人も無差別に罹患することになる。

２００９年パンデミックでそうであったように、病原性の低い新型インフルエンザのパンデミックであれば、感染患者の大多数は比較的早く回復し、免疫を獲得した状況で職場に復帰することが期待される。しかし、Ｈ５Ｎ１型インフルエンザに代表される、致死率の高い強毒性の新型インフルエンザによるパンデミックの際には、発症患者のある割合は職場復帰が不可能となる。パンデミック対策上のシナリオに関して、致死率が重要な意味をもつ理由の一つである。これらの医療を支えるさまざまな人たちが感染・発症すると、医療体制が長期間にわたって大きく停滞することになる。

そして、低下した医療対応能力の限界を越えて患者が増え続けるために、医療提供システムそのものが破綻することになろう。医療体制が崩壊すれば、後は悪循環が拡がるだけである。結果的に、社会活動、社会機能のすべてが二次的に崩壊する。

致死率が２％を超えたとき

そもそも現在の日本では、「致死率が２％であると、ほとんどの都道府県で現状の医療体制を凌駕し、それ以上となればほとんど現実的ではない病床数が要求される」と、厚生労働省新型インフルエンザ専門家会議議事録にある。１９１８年のスペインかぜパンデミックの際の致死率（２％）を超えるような新型インフルエンザの大流行が起こると、入院施設の面からも医療機関の限界を超えてしまうことが、議論の出発点にある。

一方、H5N1型強毒性新型インフルエンザにおける健康被害については、さまざまな推定がなされている。現在のH5N1型鳥インフルエンザウイルス感染者の致死率は60%と高い。しかし、人から人へと感染が広がるためには致死率の低下が必要であろうとの判断から、また海外調査機関の報告から、推定される致死率は5~15%というのが妥当なところだろう。この推定によれば、国内の医療機関が機能しうる2%という限界を、はるかに凌駕する健康被害が起こることが想定される。

さらに、たとえ臨時の施設などで病床数が確保できたとしても、先に述べたように、医療従事者の確保や医薬品等の供給などが困難となり、医療対応のキャパシティー、とくに入院を要する重症患者への対応能力は、大幅に低下することが想定される。その結果が招くのは、医療提供の破綻である。従って、重症患者が多発するH5N1型のような強毒性の新型インフルエンザについては、発生・流行後の緊急医療対応に大きく期待できないことになる。

では、どうすれば医療提供体制の破綻を防ぎ、健康被害を最小にとどめることができるのか。それには、入院が必要な重症患者の数を減らし、在宅治療が可能となるように軽症化させることであろう。たとえ医療提供能力が低下しても、重症者の発生をその限界能力以下にとどめることができれば、医療提供機能の破綻を大幅に減らすことが期待できる。これによって、社会機能、経済活動の停滞・破綻も回避できる可能性が出てくる。

すなわち、医療提供体制の維持・確保が新型インフルエンザ対策の肝心な点となる。医療現場でも危機管理としての新型インフルエンザ対策の重要性が叫ばれてはいるが、２０１３年現在、どれくらいの医療機関が実効的な対策を講じているであろうか。

Ｈ５Ｎ１型強毒性インフルエンザウイルスのプレパンデミックワクチン

Ｈ５Ｎ１新型インフルエンザへの事前準備として、これまで約３０００万人分のＨ５Ｎ１型インフルエンザウイルスへのプレパンデミックワクチンが国家備蓄されてきた。しかし、これは、有効に使用されることなく、３年の使用期限が過ぎると順次破棄され、備蓄の更新が繰り返されている。Ｈ５Ｎ１型インフルエンザウイルスへのプレパンデミックワクチンは、パンデミックの発生以前に、新型化が予想される鳥のＨ５Ｎ１型インフルエンザウイルスを用いて製造される。Ｈ５Ｎ１型鳥インフルエンザウイルスによるパンデミック対策の重要な政策として、ＷＨＯが勧告しているものので、先進国の一部では備蓄が行われている。少なからぬ予算を投入している備蓄プレパンデミックワクチンであるが、積極的な医療従事者や社会機能の維持に関わる職種の人びとに対する事前接種も有効な使用方法の検討も、２００９年以降、なされないままである。

日本で備蓄されているプレパンデミックワクチンは、ベトナムやインドネシアなどで発生したＨ５Ｎ１型強毒性鳥インフルエンザウイルスを原料とし、遺伝子操作によって弱毒性のウイルスに改変したワクチン製造用ウイルスを用いてつくられる。このウイルスを発育鶏卵で大量に増やし、精製後のウイルス粒子を不活化し、さらに免疫増強剤としてアルミ・アジュバントを添加している。

これを、3週間以上の間隔で2回、皮下に注射することで、主に血清抗体を誘導するものである。

このワクチンでは、H5N1型インフルエンザウイルスの感染そのものを完全には阻止できないが、重症化や死亡の危険を低下させることが期待できる（平成20年度厚生労働科学研究「新型インフルエンザプレパンデミックワクチンの安全性・免疫原性および交叉免疫性に関する研究」より。研究者代表・庵原俊昭）。とくに、ウイルスが血流中から全身の臓器に広がる過程を阻止することが期待される。さらに、アルミ・アジュバントを添加することによって、H5N1型であれば、多少の抗原変異ウイルスにも対応できるような、幅広い交叉性の免疫が誘導される。

このワクチン接種で誘導される免疫の記憶は、長期間（おそらく一生）維持されると考えられている。追加接種によって、免疫を長期間にわたって高く維持することも可能であろう。もし、免疫レベルが低下した状態で、実際のH5N1新型インフルエンザウイルスに感染したとしても、短期間に免疫記憶がよびもどされて、ウイルスの増殖を抑制し、重症化を防ぐことになるだろう。

このように、プレパンデミックワクチンを事前に接種して免疫記憶を賦与しておけば、将来、多少抗原性が異なる強毒性のH5N1新型インフルエンザウイルスに感染した場合にも、重症化や死亡のリスクが軽減され、在宅治療が可能となることが期待できる。

パンデミックの際に、医療体制や社会機能の維持のために勤務を続けることが期待されている職種の人に、事前にこのような免疫を賦与しておくことは、医療提供体制や社会機能の維持・確保のために非常に有効な戦略と考えられる。さらに、多数の国民がワクチンの事前接種を受けて、予めこのような免疫記憶をもっていれば、入院を必要とする重症患者が減り、多くの患者は軽症にとどまり、在宅治療が可能となるであろう。

これによって、医療従事者の確保と、重症患者の多発による医療への過剰負荷が大幅に軽減され、その結果、医療体制は崩壊を免れることができるだろう。それによって、社会活動、社会機能の破綻を回避することも可能となる。

備蓄してあるプレパンデミックワクチンを、期限切れで破棄するにも少なからず費用がかかる。それならば、希望者に事前接種を行い、最悪のシナリオと想定される、強毒性のＨ５Ｎ１新型インフルエンザが流行した際に、健康被害を少しでも減らし、医療体制の崩壊を回避し、さらには社会機能を維持するという戦略を積極的に検討すべきであろう。

隣国の台湾においては、事前備蓄してあるＨ５Ｎ１型プレパンデミックワクチン（国家備蓄ワクチン）を、Ｈ５Ｎ１型鳥インフルエンザに暴露される危険性の高い職種の人や、ハイリスク者等への無料接種によって、有効利用している。事前に、Ｈ５Ｎ１型ウイルスに対する広い交叉性をもつ防御免疫記憶を賦与しておくとともに、期限切れによる廃棄のムダを減らすことが目的である。希望者を募って10万人に対して接種が進められており、同時にワクチンの安全性についても調査がなされている。

プレパンデミックワクチンの効果は事前接種に尽きる

これに対して現在の日本のプレパンデミックワクチンの接種計画では、パンデミックウイルスが出現した後に、備蓄してあるワクチンの有効性を評価し、有効と判断された場合には、優先順位の高いグループに接種することになっている。しかし、ワクチンは原液として備蓄されており、使用に際しては、これにアジュバントを添加し、最終小分け製品に調整する必要がある。さらに国家検定などの品質管理試験が必要なので、接種現場に届くまでに2カ月程度の時間がかかる。この時間を短縮するために、国は備蓄の一部(5%程度)を最終製品として備蓄しているが、有効期限は1年と短く、また使用方法も明確にはされていない。

免疫記憶のまったくない人に対してインフルエンザワクチンで免疫を誘導するには、3週間以上の間隔をおいて2回接種する必要がある。そのため、せっかく原液を備蓄しておいても、被接種者が有効な免疫を獲得するまでに、最短でも3カ月もの時間が経ってしまう。新型インフルエンザはいったん発生すると、その後の流行拡大は非常に速い(表3-1)ため、これでは、緊急対応としてのプレパンデミックワクチンの意義が薄れてしまうことになる。

接種を希望する国民に、このH5N1型プレパンデミックワクチンの接種の門戸が開かれないままに、H5N1型強毒性新型インフルエンザの発生を迎えた場合には、莫大な健康被害と夥しい数の死亡者の発生が想定される。このように考えてくると、プレパンデミックワクチンの有効な使用方法は、事前接種に尽きるといっても過言ではないだろう。

しかし、流行するか否か、不確定な強毒性のH5N1新型インフルエンザに対して、いきなり大勢の国民にワクチンを事前に接種するというわけにはいかない。しかし、H５N１型プレパンデミックワクチンの安全性については、２００８年に行われた約６０００人の健康成人を対象とした臨床研究において、特別の有害事象は認められていない(平成20年度厚生労働科学研究「新型インフルエンザプレパンデミックワクチンの安全性・免疫原性および交叉免疫性に関する研究」より)。１０００人に1人以上の割合での副作用は認められなかったということである。

一方で、H５N1新型インフルエンザが発生した際には、プレパンデミックワクチンと同じ製法による本格的なパンデミックワクチンが作製されることになる。これについては、パンデミック時において、十分な臨床試験を実施して、安全性を確保する時間的余裕はない。しかし、1億人を超える国民全員に接種するには、プレパンデミックのワクチンで行ったより慎重な安全性の確認が必要とされよう。

そのためにも、プレパンデミックワクチンの事前接種を希望する国民に対して、ワクチン接種を進める必要がある。その際には、現在のプレパンデミックワクチンの意義と、有効性および副作用の可能性などに関する情報を正確に伝えて、十分な理解を求めることが条件である。その上で、安全性を確認しつつ、少しずつ接種者の数を増やしていくことが現実的である。その結果、大勢の国民が、パンデミック発生前にH５N１型インフルエンザウイルスに対する免疫記憶を獲得できるとすれば、H５N1新型インフルエンザ発生時の死亡者、重症者の数を大幅に減らすことができる。また流行そのものも縮小化し、日本社会と国民生活を守ることにもなるだろう。

万一事前接種を進めるなかで、安全性に問題があることが明らかになった場合には、プレパンデミックワクチンのみでなく、緊急時に同じ製法で製造が予定されているパンデミックワクチンについても、新たなワクチン製剤の開発が必要となる。このような事態への対応も、事前接種による安全性の確認作業によってはじめて可能となる。もし、このような安全性の確認を事前に実施しておらず、実際のパンデミック発生後に重篤な副作用が多発した際には、取り返しのつかない事態となるだろう。

新型インフルエンザ等対策特別措置法の抜け落ち

２０１３年４月に施行された新型インフルエンザ等対策特別措置法の審議過程においては、このような事前対策が必須であることが、今後の検討課題として指摘されている。しかし、現在の特別措置法には、事前接種や事前対応はほとんど盛り込まれていない。医療従事者や社会機能維持者などの、事業継続要請、指示を受ける職種の人びとに対する、感染防御やワクチン接種などの事前対策が欠落しているのである。病原性の高いＨ５Ｎ１新型インフルエンザの流行が急速に拡大する中で、丸腰で働けというのは通用しない。事前対策なしでは、それ以降のすべての対策が、絵に描いた餅となるだろう。

いかに新型インフルエンザの健康被害を最小限にとどめ、また新型インフルエンザという災害を減災するのか。実行性、有効性のある計画策定と対策の実施、とくに発生前の事前準備対策の実施が問われているのである。しかし、近年における新型インフルエンザに対する危機意識の減衰には憂慮すべきものがあり、対策の遅れや不備が非常に心配されている。

現在直面する新型インフルエンザリスク

現在、新型インフルエンザへの変異が危惧されているのは、H5N1型強毒性鳥インフルエンザとH7N9型鳥インフルエンザである。H5N1型ウイルスについては、あとわずか数カ所の突然変異で人の新型インフルエンザウイルスに変化する可能性が懸念され、H5N1型鳥インフルエンザの病原性は非常に強く、新型インフルエンザとなった場合の健康被害は、過去の新型インフルエンザやH7N9型鳥インフルエンザの場合をはるかに凌ぐ、甚大なものになることが想定されていることは、前述のとおりである。何度でも繰り返すが、そのため、H5N1型パンデミックへの危機管理をいかに為し得るかが、目下の緊急かつ最大の課題となっているのである。

一方、H7N9型鳥インフルエンザウイルスは、すでに人の呼吸器に感染して増殖しやすく変化しており、人から人への飛沫感染も起こりうると判断されることから、新型インフルエンザとなる可能性は、H5N1型よりもいくぶん高いと判断される。その場合には、ほとんどの人が免疫をもたないので、大きな流行となるであろう。しかし、ウイルス自身には、強い病原性を示す特徴は見つかっておらず、健康被害はそれほど重篤になるとは考えにくい。中国における患者の大半が、何かしらの基礎疾患をもつ高齢者であり、その多くがサイトカインストームを起こして30%の致死率の重症肺炎となると報告されている。しかし、ウイルスの性状からは大きな健康被害の発生は理解しがたく、その理由は未解決であることを前述した。

これらに加えて、弱毒型のH９N２型鳥インフルエンザやH６N１型鳥インフルエンザなども、中国などの鳥の間で流行しており、新型インフルエンザの起源となる可能性も考えられている。さらに、以前、人の世界で流行していた季節性インフルエンザウイルスが、世界中の研究室で保存されているが、これらが実験室内での事故やテロリストなどによって、外部へ漏出する可能性も否定できない。

新型インフルエンザ出現のリスクはある程度推定できても、その亜型や出現時期および、病原性や被害程度に関する正確な予想は不可能である。このような背景から、動物ウイルス由来の新型インフルエンザの出現と、その際の危機管理の必要性が、世界のインフルエンザ専門家の間で繰り返し叫ばれているのである。

H５N１型強毒性新型インフルエンザを「想定外」としないために

厚生労働省は、新型インフルエンザ発生時に、ワクチンやタミフルなどの抗インフルエンザ薬を使用しない場合には、国民の25％（３２００万人）が感染・発症し、最大で２５００万人が医療機関を受診し、入院患者数は53万～２００万人、死亡者数は17万～64万人と試算している（表４-１）。しかし、過去の流行形態を検証しても、新型インフルエンザという疫病は、国民の６～７割が、感

表 4-1　厚労省による被害想定

人　口	1億2700万
罹患者数	3200万
入　院	53万～200万
死者数	17万～64万

＊　オーストラリアのロウィー研究所の国別の被害予測では，地理的条件やワクチン対策などを考慮してスペインかぜをもとに，日本の死者数を最大で210万人と試算している

染するかワクチンを打つかして、新型ウイルスに対する免疫をもつようになるまでは、波状に流行が繰り返されている。従って、この25％という感染・発症想定はきわめて楽観的な数字であり、諸外国でも50％までを想定している場合が多い。

ワクチンの供給時期においては、実際の新型インフルエンザウイルスを使った本格的なパンデミックワクチンは、さまざまな好条件が揃った状況下でも、最初のロット製造までに最短で半年はかかる。もちろん、その最初のロットのワクチンは少量で、順次少しずつ、ワクチン・メーカーから供給されていくことになる。最終的に、パンデミックワクチンが国民全員に行き渡るまでには、1年以上を要すると考えられる。

地球上のどこかで発生した新型インフルエンザは、高速大量輸送時代と人口増加を背景に、瞬く間に全世界に拡大し、数日内には日本上陸となる。上陸した新型ウイルスは国内各地に拡散、1カ月以内で国内でも流行の最盛期となる。ワクチンは、表3-1の拡大シミュレーションの拡大速度からも、この第一波の流行には到底間に合わないことは自明である。

ところで、最悪の想定とされている厚生労働省の64万人の死亡者数は、どうやってはじき出されたのか。先に書いたように、国民の25％が感染・発症した場合をまず想定し、さらに過去のインフルエンザで最悪の死亡者を出したスペインかぜインフルエンザの致死率2％を計算式に入れて算出

しているデータに過ぎない。つまり、

1億2700万人（日本人口）×0.25（感染・発症率25％）
×0.02（スペインかぜインフルエンザの致死率2％）＝64万人

という計算になる。これが、強毒性H5N1型パンデミックを含めた最悪の想定だというのだが、これは妥当な計算だろうか。H5N1型鳥インフルエンザは強毒性の鳥インフルエンザウイルスであり、致死率は約6割だったことを思い出してほしい。

先に述べたように、このH5N1型強毒性鳥インフルエンザから新型インフルエンザが発生した場合の致死率は、科学的には5〜15％と想定されており、新型インフルエンザへの変異のリスクも徐々に高まりつつある。これらを鑑みると、厚労省の想定している64万人という死亡者数は、最悪とされるH5N1型強毒性新型インフルエンザの被害想定としては甘いことは明白である。繰り返すがH5N1型鳥インフルエンザからの強毒性新型インフルエンザへのリスクは、依然高いままである。

前述したように感染者や死亡者の報告は依然として続いており、その新型インフルエンザへの変異、パンデミックの危機はまったく変わっていない。それにもかかわらず、現在の日本政府の新型インフルエンザへの危機管理計画では、われわれが直面しているH5N1型強毒性新型インフルエンザという最悪のシナリオは、マグニチュード9の大地震と同様に、「想定外」とされていることを、放置してはならない。

ＷＨＯにおけるパンデミック対策の方針変更

インフルエンザの感染爆発は、地球レベルでの問題であり、どこか一国だけで準備や対応をして解決できるものではない。そこで、ＷＨＯを中心に、世界各国が協同して対応することになっている。

２００９年のＨ１Ｎ１型インフルエンザ時の対応に対する批判を経て、ヨーロッパ諸国でも新型インフルエンザへの準備・対策が大幅に後退してしまった。発展途上国では、ワクチン供給を後回しにされたことで、先進国と大手ワクチン・メーカーへの不満と不信を強めている。これらを背景に、ＷＨＯは２００７年から引き続き、発展途上国を中心としたインフルエンザワクチン製造体制整備の資金および、技術支援や抗インフルエンザ薬の国際備蓄を進めている。また、２００９年のパンデミックを教訓に、パンデミックに関連するさまざまなガイドラインの改訂を進めている。そこで、世界全体に対して画一的なパンデミック警戒レベルを宣言する従来の方針は現実的ではないとして、これを改めることになった。

パンデミックは「二大陸以上を巻き込んだ流行拡大」と定義されている。しかし、高速・大量輸送の現代にあっては、この定義はまったく意味がないことが２００９年のパンデミックによって明らかになった。各国および各地域における流行の現状に合わせて、それぞれの国が独自にリスク評価を行い、それに応じて適切な対応を自主的に執るようにする、というのがその方針である。

しかし、すべての国が十分な有効情報を収集し、評価できるような態勢にはなっておらず、リスク評価の方法も各国で統一されていない。さらに、「適切な対応」の内容についても、具体性を欠いている。現実的には、各国がそれぞれに、有効な情報を収集し、評価・対応できるようなレベルに到達することが望まれるが、いまの状況や科学的基盤を無視した無責任な指針であると、多くの公衆衛生の専門家から批判されている。

とはいえ、一般にはＷＨＯの勧告や指針は、発展途上国が大半を占める加盟国すべてが対応できるレベルに低くしてある。日本のように、高い対応能力をもった国が、この最小限の要求レベルでよしとしていることは、国民に対して許されない。ＷＨＯの低いレベルの勧告に甘んじることなくより積極的に、国民の健康な生活と、安心・安全を確保するとともに、国の社会機能や経済活動を破綻させないよう、日本政府には責任ある努力を強く望む。

おわりに

2003年初め、雑誌『科学』へのSARSなどの感染症に関する記事が、岩波書店からの原稿依頼の最初であった。その後、H5N1型強毒性新型インフルエンザへの対策の必要性を広く世の中に提言することを目的とした『科学』での連載の後に、同じく岩波書店の雑誌『世界』にH5N1型鳥インフルエンザ対策の論文を寄稿した。さらに、岩波新書『感染症とたたかう』、岩波ジュニア新書『人類vs感染症』(岡田の単著)、岩波科学ライブラリー『新型インフルエンザH5N1』、そしてこの『感染爆発にそなえる』の出版を通して、広く社会に感染症対策を提言する場をいただけたことに、本書を担当してくださった猿山直美氏をはじめとして、岩波書店編集部の皆様に深く感謝している。

＊＊

その後、日本国内でもH5N1型鳥インフルエンザの養鶏場への侵入や野鳥での感染が各地で繰り返し発生した。そのたびにメディアで盛んに報道され、テレビの特集番組も製作された。2008年まで、鳥インフルエンザが新型インフルエンザとなりパンデミックが起こることや、H5N1

型強毒性新型インフルエンザの危機に関する一定の認識が、行政関係者や企業の危機管理担当者に理解されていると考えられていた。しかし、2009年の豚インフルエンザウイルスに由来した（H1N1）2009新型インフルエンザ発生以降、新型インフルエンザ問題に対する一般的な認識は一変する。

2009年の新型インフルエンザ・パンデミックは、本文に記載したような幸運が重なったことによって、健康被害や社会的影響は少なくて済んだが、これをもって新型インフルエンザの脅威を判断してはならない。このパンデミックの後には、新型インフルエンザ問題はもう終わったことであり、大した問題ではなかった、とのパンデミックへの誤解や軽視をする風潮が流れている。さらに、いつ起こるか正確には予測できないパンデミックに対して、事前準備を継続することへの疲労感や、また、不必要で無駄な行為との科学的な論拠を無視した批判も多い。まさに、2011年の東日本大震災と福島原発事故が起こる前に、マグニチュード8以上の大地震や原発事故の発生は「想定外」として無視されたのと同じ状況が、新型インフルエンザ対策にもまかり通っている。その結果、新型インフルエンザ対策の本質であるべきH5N1型鳥インフルエンザの問題や、想定しうる最悪のシナリオであるH5N1型強毒性新型インフルエンザ・パンデミックへの危惧が、世間からほとんど忘却されてしまったことが深く憂慮される。このことは何度でも繰り返し言いたい。

さらにわれわれが懸念するのは、現在の国の新型インフルエンザ対策における事前準備や緊急対応計画において、H5N1型強毒性新型インフルエンザへの危機意識が貫徹されているかどうかなのだ。毎年繰り返す季節性インフルエンザや過去の新型インフルエンザのウイルスは、すべて弱毒性であり、呼吸器の局所感染に留まるのに対して、H5N1型強毒性新型インフルエンザでは、ウイルスは全身感染を起こし、多臓器不全や重症肺炎をもたらす。とくに10代、20代の若い世代では重症化し、致死率が高くなると予想される。弱毒性の新型インフルエンザで致死率は2%であったスペインかぜインフルエンザを超えて、5~15%の致死率を伴う甚大な健康被害が懸念されていることも、本文で述べた。

この最悪のシナリオと考えられる「強毒性新型インフルエンザ」に対処するのだという明確な認識(決意)が欠落したままに、従来の弱毒性新型インフルエンザ対策の延長線上での不十分な準備・対策しか行われていない状況において、強毒性ウイルスによるパンデミックが始まったらどうなるだろうか。多くの人びとが感染して深刻な健康被害を受けるだけでなく、生産、流通、消費などの各段階での社会機能、社会活動は大幅な低下から破綻に至るであろう。その結果、さらに人びとの生存を危うくするという、悪循環に陥る。たどり着く先は、日本社会の崩壊である。これは決してサイエンス・フィクションではない。

今、再度、ここで明確にしたいのは、H5N1型強毒型鳥インフルエンザから発生するH5N1型強毒性新型インフルエンザは、人に対して全身感染を起こす新興の重症感染症であり、従来のインフルエンザとはまったく異なる重症疾患であるという点である。決して、「普通のインフルエンザの病原性が強いもの」ではない。ウイルスはインフルエンザウイルスに分類されるものではあるが、人における病気はまったく異なる重症な全身感染症である。

従来の呼吸器に限局する弱毒性インフルエンザと、全身感染を起こすH5N1型強毒性インフルエンザは明確に区別されるべきである。しかしながら、現在の政府の新型インフルエンザ対策において、このH5N1型強毒性新型インフルエンザのまさに、この強毒性の病原性が曖昧にされ、最悪とされる被害想定も過去の弱毒性新型インフルエンザの致死率をもって算定されている。この「曖昧さの排除」こそが、今、H5N1型強毒性新型インフルエンザの危機に直面し、その対策、政策を再構築すべきときに不可欠な点である。そして、H5N1強毒性新型インフルエンザに対して、国家備蓄してあるプレパンデミックワクチンの有効利用を、政策として行うべきである。それは、希望する国民に平等に事前接種できる道を開くことに他ならない。

国民の「安心・安全」の確保は政府の責任である。安心とは気休めではない。原発の安全神話に似たストーリーで、「想定外」に対する余計な心配はするなと言い続けて、国民を欺いてはいけない。透明かつ正確な情報共有に基づいて、最悪のシナリオと考えられるH5N1型強毒性新型インフルエンザへの危機管理体制の確立が強く求められる。

2013年10月

岡田晴恵
田代眞人

岡田晴恵

1963年生まれ．順天堂大学大学院医学研究科博士課程中退，医学博士．厚生労働省国立感染症研究所ウイルス第三部研究員，(社)日本経済団体連合会21世紀政策研究所シニアアソシエイトなどを経て，現在，白鷗大学教育学部教授．専門は感染免疫学，ワクチン学．著書に『人類vs感染症』(岩波ジュニア新書)，『強毒型インフルエンザ』(PHP新書)，『なぜ感染症が人類最大の敵なのか？』(ベスト新書)，『感染症とたたかった科学者たち』(岩崎書店)，『うつる病気のひみつがわかる絵本シリーズ』(ポプラ社)など．

田代眞人

1948年生まれ．東北大学医学部卒業，医学博士．自治医科大学助教授，国立感染症研究所インフルエンザウイルス研究センター長，WHOインフルエンザ協力センター長，国際インフルエンザ学会理事などを経て，現在，国立感染症研究所名誉所員．専門はウイルス学，感染症学．
岡田氏との共著書に『新型インフルエンザH5N1』(岩波書店)，『感染症とたたかう』(岩波新書)，『新型インフルエンザの企業対策』(日本経済新聞出版社)，『鳥インフルエンザの脅威』(河出書房新社)，監訳書に『インフルエンザ・ハンター』(岩波書店)など．

感染爆発(パンデミック)にそなえる——新型インフルエンザと新型コロナ

2013年11月27日　第1刷発行
2020年4月24日　第4刷発行

著　者　岡田晴恵(おかだはるえ)　田代眞人(たしろまさと)

発行者　岡本　厚

発行所　株式会社 岩波書店
〒101-8002 東京都千代田区一ツ橋2-5-5
電話案内 03-5210-4000
https://www.iwanami.co.jp/

印刷・三陽社　カバー・半七印刷　製本・松岳社

© Harue Okada and Masato Tashiro 2013
ISBN 978-4-00-005837-7　Printed in Japan

人類VS感染症　岡田晴恵　岩波ジュニア新書　本体　八二〇円

インフルエンザ・ハンター
―ウイルスの秘密解明への100年―
R・ウェブスター著　田代眞人　河岡義裕　監訳　四六判二二二頁　本体二〇〇〇円

科学ライブラリー
新型インフルエンザH5N1
岡田晴恵　田代眞人　B6判一二四頁　本体一二〇〇円

科学ライブラリー
ワクチン新時代
―バイオテロ・がん・アルツハイマー―
杉本正信　橋爪壮　B6判一二六頁　本体一二〇〇円

新型インフル
パンデミックを防ぐために
外岡立人　岩波ブックレット　本体　五〇〇円

結核と日本人
―医療政策を検証する―
常石敬一　四六判二三〇頁　本体二七〇〇円

岩波書店刊

定価は表示価格に消費税が加算されます
2020年4月現在